La farmacéutica

Títulos publicados:

SALVAR A LUIS XVI, *Anne Perry*

EL ÚLTIMO SECRETO DE DA VINCI, *David Zurdo y Ángel Gutiérrez*

EL LIBRO NEGRO DE LOS TEMPLARIOS, *Laurent de Vargas*

LOS HOMBRE ANDAN FLOJOS, *Ana von Rebeur*

ROLLING STONES. Los viejos dioses nunca mueren, *Stephen Davis*

MOZART - Su vida y su obra, *Ramón Andrés*

EL LEGADO DE JESÚS, *David Zurdo y Ángel Gutiérrez*

LOS SECRETOS DEL PLACER, *Pierre y Marie Habert*

LA CONSPIRACIÓN DEL GRIAL, *Lynn Sholes y Joe Moore*

CÓMO PROLONGAR LA JUVENTUD, *Dr. Nicholas Perricone*

SINGLE STORY. 1001 noches sin sexo, *Suzanne Schlosberg*

AUNQUE TENGA MIEDO, HÁGALO IGUAL, *Susan Jeffers*

LA OTRA HISTORIA DE JESÚS, *Fida M. Hassnain*

LA ADIVINA DE ROMA, *Steven Saylor*

EL ARTE DEL MASAJE SENSUAL, *Dr. Andrew Yorke*

LOS GRANDES MISTERIOS DE LA HISTORIA, *Massimo Polidoro*

LA CONJURA BORGIA, *Fabio Pittorru*

LOS NOMBRES, *Emilio Salas*

PENSAMIENTO POSITIVO, *Vera Peiffer*

REGRESO A LA HABANA, *Jordi Sierra i Fabra*

FIDEL CASTRO, *Clive Foss*

LOS CHISTES DE CELTIBERIA, *Lucio Cañete*

EL DIARIO DE ELSA

EL LEGADO TEMPLARIO, *Juan G. Atienza*

LA FARMACÉUTICA, *Esparbec*

INTERPRETA TUS SUEÑOS, *Y. Soliah*

LA REBELIÓN DE GAIA, *Jorge Blaschke*

La farmacéutica

Esparbec

Traducido por Liliana Hormigo

swing

Título original: *La Pharmacienne*

Diseño de cubierta: Regina Richling
Fotografías de cubierta: B. Côme
Diseño interior: MC producció editorial
ISBN: 978-84-96746-17-6

Impreso en U.S.A.

Índice

Nota del editor 9
I. Bébé se la chupa a su primo 13
II. Bébé le enseña las bragas a su padrastro 25
III. Juegos incestuosos, juegos conyugales 33
IV. Bébé acepta ser «buena» con su padrastro . . . 49
V. La paliza 57
VI. La mamada 73
VII. .Escena de trío 83
VIII. El truco de la pimienta 91
IX. Un forzamiento sin violencia 109
X. El doctor Kildare de visita 123
XI. La paliza... por delante 139
XII. El hermanito 151
XIII. Un momento de debilidad... (sueño o realidad) 167
EPÍLOGO. Algunas reflexiones sobre la pornografía . . . 191

Nota del editor

Esparbec es un *caso* literario. Para explicarme mejor retomaré algunos de los comentarios vertidos en la amplia reseña que le dediqué en *Del infinito al cero* (volumen 5 y último de la *Antología de relatos eróticos*) que fue construida sobre la base de diversos encuentros que tuve la oportunidad de tener con él.

Georges Paillers, suele decir Esparbec (sin darme cuenta le he ennoblecido en la *Antología* llamándole D'Esparbec –un signo de respeto–), ha utilizado varios pseudónimos en su larga carrera: John Jensen, Victoria Queen, Georges Péridol... Lo realmente llamativo es el número de volúmenes del que es responsable, al igual que su forma de escribir. En consideración a estos dos motivos subtitulé mi reseña sobre Esparbec en la *Antología...:* «El último de los pornógrafos».

En efecto, Esparbec reivindica en voz alta, no la calidad de «autor erótico» que le horroriza, sino la de pura y llanamente pornógrafo. Bajo esta premisa ha producido entre 1987 y 2003 casi unos 500 volúmenes directa o indirectamente. Él ha escrito personalmente un centenar de títulos, pero también ha dirigido la redacción de diferentes colecciones de las que es responsable, alrededor de 400 títulos. Al principio, Esparbec trabajaba únicamente con profesionales. Poco después fue ampliando considerablemente sus equipos. Los principios del trabajo siempre han sido rigurosamente observados.

«Al cabo de un año» —*dice*—, pude empezar a publicar manuscritos que recibía por correo después de someter a un trabajo de formación a los autores que accedían. Progresivamente con los mejores de esos "aficionados" (en ambos sentidos del término) fui formando una pequeña escudería de una docena de autores que, en origen no eran más que lectores. Seguidamente el método fue evolucionando aún más: reescribíamos los textos que no eran publicables y los compartíamos entre varios. Frecuentemente, trabajan tres personas sobre un libro, a veces cuatro. En general trabajo primero con el autor y después con él o con los que reescriben cuando el autor ha alcanzado el límite.

»Otras fuentes son las confesiones a petición. Nos llegan largas cartas de lectores (anónimos o no) dónde nos exponen sus preferencias sexuales. Algunos nos piden claramente lo que tienen ganas de leer. Cuando el material es suficientemente rico construyo un guión que propongo a los autores cuya imaginación se ha empobrecido y en el que las fantasías me parecen más cercanas a las del "cliente".»

Aunque estos son únicamente principios generales. Más importante es el modo en el que Esparbec concibe el estilo literario de estos diferentes volúmenes:

«En cuanto al estilo; próximo al grado cero que predica Barthes, se prohíbe intercalar una pantalla entre las cosas contadas (o mostradas) y el lector. Buscar la transparencia: la mirada del lector tiene que atravesar el texto sin impedimento alguno como quien mira un espejo sin azogue. Este estilo neutro, behaviorista[1] rechaza el vocabulario especializado de los años 70 y 80 (lefa, nabo, pijo, almeja, turgente, flácida por blanda, etc.) o el porno de los sex shop (de nuevo en boga por determinados autores femeninos en relatos supuestamente escandalosos), pero también el enemigo n.º 1: la metáfora y todo lo que le acompaña: los "descubrimientos", los términos de autor, los "efectos de estilo", las lindezas narcisistas. Si el lector nota que el libro está "bien escrito", mal asunto: ya no mira, sólo lee. Es la lucha que llevo con todos los principiantes, evitar caer en la tentación de "que quede bonito" o de contemplarse escribiendo. El autor de porno debe eclipsarse ante lo que cuenta.»

Pero no nos equivoquemos: esta prosa aparentemente simple y directa, y que a algunos podría parecer primitiva, es, de hecho, de una brutal eficacia erótica, y el resultado de un dominio supremo en el arte de la expresión «licenciosa». Claramente alejado de las contorsiones «pseudoartísticas», con demasiada frecuencia el sempiterno estilo de las novelas contemporáneas, Esparbec practica, para alegría suya y de los demás, lo que podríamos denominar como la pornografía pura.

1. Behaviorismo, doctrina filosófica de origen anglosajón, trata fundamentalmente del estudio del comportamiento genérico excluyendo toda interpretación metafísica.

¿Y por qué la pornografía limpiada de «literatura» (en el sentido vulgar del término) no podría ser considerada literatura de verdad?

Como bien se dice en las notas finales de este libro (entre otros comentarios llenos de sentido: hay que leerla):

«Hay *buenas* novelas policíacas, buenos libros de ciencia ficción, ¿por qué no buenos libros de porno, entonces? ¿Por qué se debería dejar la pornografía a escritores de segundo orden, desprovistos de talento? ¿Por qué condenarla a las basuras de la literatura, a los sex shops?»

Hasta el *próximo* encuentro.

I. Bébé se la chupa a su primo

Más tarde, Bébé volvería a repasar mentalmente la escena, una y otra vez, como en una película. Ella, Bébé, de rodillas en la cocina, con la polla gorda y bien tiesa metida en la boca hasta el fondo, sintiendo ese temblor profundo que anunciaba la inminente eyaculación. Él, Jérôme, a quién ella miraba desde abajo, con ese aire estúpido que se le ponen a los chicos cuando están a punto de correrse: los ojos fuera de las órbitas, la boca abierta. Y justo en ese instante en el que el esperma se desparramaba, él chasqueando la lengua, ella oye el chirrido de una puerta. No podía ser su hermano, ya que sabía que estaba vigilando en el jardín. Se le erizó el vello de los brazos, pero era demasiado tarde para echarse atrás.

El imbécil de su primo no había visto nada, ni oído nada. Tal que un ridículo títere, se hallaba sacudido por los espasmos del placer, a cada descarga de esperma. Pero ella, Bertrande, podía ver… ¡y vaya que si veía! Detrás de Jérôme, Beau-P', su padrastro, el segundo marido de la gilipollas de su madre, apoyado en el quicio de la puerta de la cocina, inmóvil, atontado, mirándola fijamente. «¡Dios mío! —se dijo mientras se tragaba la última descarga—, ¡vaya idea que he tenido de querer chupársela a este imbécil! ¡Me la acabo de ganar!»

¡Parecía que el tiempo se hubiera parado! Y mira por donde, en lugar de ponerse a pegar gritos como hubiera esperado y de alertar a su madre que no debía de estar lejos, Beau-P' le sonrió. Fríamente. Malvadamente. Y sintió que la sangre se le helaba en las venas.

Una hora antes se encontraba en su habitación, delante del libro de matemáticas. Desde que había oído llegar a Jérôme sabía lo que iba a ocurrir. ¿Acaso no era siempre lo mismo cuando sus primos o los amigos de su hermano sabían que se encontraba sola en casa, y que ni su madre ni su padrastro les podía molestar?

No fallaba. No habían pasado ni diez minutos desde que Jérôme hubiese llegado a la habitación de Bertrand, cuando los chicos vinieron a llamar a su puerta. Entraron sin esperar a que ella les diera permiso para entrar. Y como siempre, antes de empezar la fiesta, comenzaron a reírse tontamente dándose codazos.

—¿Qué queréis ahora? Venga Bertrand ¡largaos! ¡Tengo que hacer mis deberes de matemáticas! ¡Marchaos! ¡Llévate al imbécil éste de Jérôme a tu habitación y dejadme trabajar!

—¿Qué? —replicó su hermano—. Anda venga tienes dos minutos ¿no? Es Jérôme que…

—¡No es verdad! —protestó Jérôme—. Es tu hermano quien me ha sugerido…

—¡Pues no lo escuches!

¡Siempre las mismas gilipolleces! Estaban muertos de risa, las mejillas coloradas, los ojos brillantes. ¡Como si fuera difícil adivinar lo que querían!

—Es que le gustaría que se la chuparas un poco ¡anda! —consiguió articular su hermano— ¡Sé buena,

Bébé! Y yo os miraré. ¡Me encanta mirarte cuando se la chupas a mis amigos!

—¡Ah no, dejadme en paz! Gritó Bébé. ¡Es en lo único en que pensáis! Y además no tenemos tiempo. Mamá está a punto de llegar, de un momento a otro con Beau-P'. ¡Largaos los dos, venga!

—Venga, anda, sólo un poquito, insistía Bertrand.

—¡Sólo la puntita! —Decía muerto de la risa su primo.

Y otra vez, volvían a empezar, reventados de reír tan estúpidamente, con las lágrimas en los ojos ¡Pero mira que pueden ser idiotas los chicos a esta edad! Los dos a la vez se habían desabrochado los pantalones y se arqueaban para mostrar sus pollas bien tiesas. Bébé dio un puntapié al escritorio poniendo mala cara.

—No, no quiero ¡guardaos eso! ¡Me estáis tocando las narices! ¡No estoy a vuestra disposición para cuando se os antoje a vosotros!

—Mira esos cojones enormes y peludos que tiene Jérôme ¿No te entran ganas de cogerlos entre tus manos mientras se la chupas?

Jérôme se los sacó para enseñárselos bien a su prima. Empezaban a notar que su prima estaba cediendo. Cuando se le ponía la voz quejumbrosa, un tanto suplicante significaba que acabaría aceptando ¡La conocían bien estos capullos! Hacía bastante tiempo ya que ella andaba chupándoselas.

—¡Sácate el glande, Jérôme, ya sabes lo que ella prefiere!

El primero, Bertrand se había echado para atrás la piel del prepucio para descubrir la mucosa rosada de su pequeño glande en forma de oliva; Jérôme había hecho como él, descubriendo una gran ciruela aplastada, de color malva.

—¡Sois unos asquerosos! —se quejaba Bébé—. ¡Os odio! ¡No sois más que dos cerdos! ¡Y además no me apetece! ¡Sólo quiero hacerlo cuando tenga ganas! Así que ¡dejadme en paz y largaos!

—Escucha —acabó transigiendo Bertrand—, si tienes miedo que mamá nos pille, me quedaré en el jardín vigilando. Así podrás chupársela tranquilamente y cuando hayas terminado con él, será él quien se quede vigilando mientras tu me la chupas.

—Y si mamá llega inesperadamente mientras que... ¿cómo sabremos si...?

Enrojeciendo, no prosiguió. Sintiéndola a punto, Jérôme, vino junto a la mesa, y le puso bajo las narices, sobre el libro de matemáticas su enorme polla bien dura con el prepucio retraído. Sintió el olor tenue del glande. Estaba tan excitado que ya se le había formado una gotita brillante en el borde del agujerito rojo de la punta.

—Venga vamos, deberíamos bajar a la cocina, —se atrevió a sugerir Bertrand, que jamás se quedaba corto de ideas cuando se trataba de meter—. Si oigo llegar el coche os avisaré y Bertrand podrá irse a casa saltando el seto. —Sabía perfectamente que el asunto era viable, el dos caballos de su madre hacía tal ruido que se oía desde bien lejos. Hasta que aparcasen y se bajasen del coche, Jérôme, que vivía en la casa de al lado, le daría tiempo de marcharse corriendo a casa sin ser visto pasando a través de la ventana de la cocina que estaba situada en la parte trasera de la casa.

Ella sabía que no la dejaría tranquila y aunque tuvo como un mal presentimiento, Bébé acabó por dejarse convencer.

Los chicos bajaron primero; cuando ella llegó a la cocina, Bertrand ya se encontraba en el jardín vigilando la llegada del dos caballos. Jérôme instalado frente a la mesa hacía como si estuviese leyendo una revista antigua que Beau-P', se había dejado olvidada allí. Jérôme siempre se mostraba más tímido cuando estaba solo con ella que cuando estaba acompañado de otros chicos que le alentaban a fanfarronear con ellos. Él le puso la mano sobre el hombro mientras ella pretendía leer el semanario. Su corazón empezó a latir con fuerza y ella se sintió desfallecer, como siempre le ocurría antes de empezar. Él, por su parte, tampoco se sentía menos azorado que ella como le delataba el rubor que cubría su rostro.

—¿Es interesante lo que lees?

—¡Bah! Es un artículo sobre Madonna... mira hay una foto de ella...

—¡Ah, sí! Me hace gracia que le guste tanto a Beau-P' Madonna, yo la encuentro bastante vulgar con esos pelos decolorados... parece una puta. ¿Y a ti, Jérôme, que te parece, no encuentras que Madonna tiene pinta de puta?

Ella sintió la mano de Jérôme posarse sobre su pantorrilla. Entonces ella se inclinó por encima del hombro del chico como para leer el artículo de marras. La mano empezó a subir lentamente por su pierna. Ella hacía como que no se daba cuenta de nada. Él ya llegaba al muslo. Animado por su pasividad, a pesar de la timidez de Jérôme, continuó acariciándola más arriba, acercándose pérfidamente al calor húmedo de la entrepierna. Él tenía el corazón en un puño. De repente notó que un suave vello le cosquilleaba el dorso de la mano. Sus dedos se hallaban ya bien arriba, en ese lugar en que la piel es tan fina, tan caliente, tan húmeda, justo en ese lugar en que la carne se abre bajo un bosque de pelos, en esa boca húmeda y caliente que las chicas esconden en el lugar más secreto de su cuerpo. Su prima temblaba. Dejaba que la mano de su primo fuera subiendo lentamente, bruscamente el corazón de él se aceleró cuando se dio cuenta que no llevaba bragas.

—¡Dios, te las has quitado! —alcanzó a susurrar.

Tomó una de sus nalgas entre las manos, la acariciaba, la palpaba. Bébé se dejaba tocar sin reaccionar. Se sentía estremecer, como siempre le ocurría cuando alguien le tocaba el culo. Apenas podía respirar.

—¡Dios mío! —repetía Jérôme.

—¿Qué? —respondía Bébé—, ¿qué decías?

Dejó resbalar sus dedos suavemente entre las nalgas húmedas para tocar el pequeño agujero rizado del ano, apenas se deslizaban alrededor, y voluptuosamente se hundieron en el calor mojado de la hendidura. ¡Santo Dios, como se abría de piernas! Las demás chicas siempre se quejaban y buscaban excusas cuando intentaba meterles el dedo ahí, Bébé, no; ella le ocurría todo lo contrario, se abría bien para exponer su carne húmeda y ardiente.

—¿Lo sientes? —balbuceaba Jérôme con los ojos fijos en la foto de Madonna—. Estoy tocando el... el botón ... y el...el...

—¡Cállate la boca!

Le puso la mano sobre los labios. Sus dedos iban y venían por el orificio resbaladizo y su cuerpo se puso a temblar de arriba abajo. No era que supiera masturbarla bien, era que se ponía cachonda en cuanto le metían el dedo en la raja y le toqueteaban las nalgas. No podía evitarlo. Respiró profundamente y bruscamente se recuperó, había conseguido contenerse.

—¡Ah, no! ¡No es lo que habíamos quedado!

Sabía que si se excitaba demasiado, no podría evitar hacer todo lo que él quisiera y ella no quería que le diera por el culo como le había ocurrido la víspera. Luego se sentía demasiado incómoda porque los chicos se burlaban siempre de ella. Sentía tanto placer cuando le metían la polla hasta el fondo por detrás que gritaba como una posesa de gusto. Y esos estúpidos gilipollas se morían de la risa.

Únicamente era con su hermano con quien no le importaba hacerlo. Eran gemelos, Bertrand y ella; cuando le daba por el culo él, era como si se lo hiciera ella misma. Con los demás, no era igual.

Aliviada de haberse podido contener a los dedos de su primo le dieron ganas de echarse a reír cuando vio su cara de frustración.

—Bueno, vale ya de hacer el tonto que me tengo que ir a terminar mis deberes de matemáticas.

—¡No por favor! Mira...

Para tentarla le mostraba su sexo enorme y bien duro, con el glande fuera reluciente.

—Bueno, pero sólo te la chupo ¿vale? Nada más.

Suspirando, se arrodilló delante de él, le dio un lengüetazo a su ciruela rojiza. Enseguida, se despertó en sus entrañas ese deseo libidinoso. ¡Dios, cómo le gustaba! No debía ser muy normal que le gustase tanto chupárselas a los chicos. Las demás chicas no eran como ella. Se sentía ya mojada entre las piernas, su cuerpo ardía por todas partes. Un segundo lengüetazo. Oían a Bertrand que canturreaba en el jardín.

—¡Podrías lavarte, marrano, tu polla huele a requesón! Ven acá, anda...

Le agarró por el rabo para llevarle delante del fregadero. Le encantaba hacer que el asunto durara más, buscar pretextos para poder tocarles durante más tiempo. Dejó correr agua fría sobre el glande, luego cogió un trozo de jabón haciendo espuma entre las manos. Con esta espuma, enjabonó el glande de su primo. Lo sentía estremecerse bajo sus manos.

Sin embargo, ella no perdía el norte. Mientras que ella se afanaba en sus caricias, él le levanto la falda y se echó para atrás para contemplarle el culo. Ella hacía como si no se diera cuenta de nada. De repente, le metió un dedo en el culo.

—¿Pero qué haces? Estate tranquilo. ¿Cómo quieres que te lave si no paras de moverte. Jérôme quita el dedo de ahí, marrano...

—¡Anda, sólo el dedo, déjame meterte sólo el dedo...!

—¡Hay que ver lo tocapelotas que puedes llegar a ser!

Ya sabía él lo que significaba cuando su voz tomaba ese tono quejumbroso. Deprisa, antes de que cambie de idea, como ocurriese un momento antes, se agachó detrás de ella. Ella apoyó sus manos en el fregadero. Él le separó las nalgas, ella sentía como sus manos la tocan. Le apartó el pelo y sintió cómo uno de los dedos le entraba por detrás. Retuvo la respiración. ¡Dios, cómo le gustaba eso! esa sensación viciosa, cuando el dedo entraba entero. Oía al chico suspirar...

—Jérôme, —susurró ella— ¿te gusta lo que hacemos? Te gusta meterme el dedo en el culo ¿verdad?

—Sí... me gusta mucho... y ¿a ti?

—A mi también. Somos unos cerdos, ¿verdad? Si mi madre supiera que hacemos este tipo de guarradas, alucinaría. ¡Se piensa que soy una santa!

Girando el dedo se lo iba metiendo más a fondo, y, con la otra mano le excitaba el clítoris. Estaba chorreando, ardiendo, Y súbitamente tuvo una sacudida profunda que la hizo gritar en voz baja. ¡Se había corrido! Había gozado, pero no completamente, aún estaba excitada. Se sentía completamente febril como si estuviera incubando una gripe.

—Te la voy a chupar ahora —le propuso con la voz todavía enronquecida por el placer—, y después me iré a hacer mis deberes de matemáticas.

—Déjame mejor que te la meta por detrás le suplicaba Jérôme. No te haré daño. Te lo prometo. ¡Por favor, Bébé! Sólo te meteré la puntita...

—No, me dijiste eso ayer y luego me la metiste entera y después me pasé todo el día con el culo dolorido. Tienes un cipote mucho más gordo que el de mi hermano.

Estaba tremendamente excitada, pero no había cedido. Se agachó rápidamente frente a él. El glande olía a jabón. Se la metió en la boca y empezó a chupársela con glotonería.

—¡Ay Bébé, Bébé! —Gemía Jérôme—. Déjame metértela por detrás. Lo haré con suavidad, te lo prometo. Sólo la puntita...

Pero ella aguantaba y siguió. Se la chupó hasta que ya no pudo resistirlo más.

—¡Bébé! ¡Ay Bébé! —Gimoteaba Jérôme.

Y justo cuando el esperma empezó a dispararse ¡apareció su padrastro! Jérôme no había visto nada. La puerta estaba detrás de él. Se hizo un largo silencio. Allí estaba Beau-P' con una insidiosa sonrisa en los labios.

—¡Bravo! dijo. Veo que no os aburrís. Verás lo contenta que se va a poner tu madre cuando se entere de que esta es la manera en la que haces tus deberes de matemáticas.

—¡No se lo digas, por favor, Beau-P'! Ha sido él el que me ha forzado. ¡No se lo digas a mamá, por favor Beau-P'!

Se fue corriendo a escupir el esperma en el fregadero. A continuación abrió el grifo, ante los ojos burlones y malvados del marido de su madre. ¡Parecía alegrarse, el muy cabrón! ¡Con tal que no diga nada a mamá! ¿Y por qué no les había avisado Bertrand? ¿Cómo es que no habían oído el dos caballos?

—Espabila y sal pitando por detrás, atontado —le dijo Beau-P' a Jérôme quien estaba muerto de miedo.

En un segundo, el primo salió zumbando por el pasillo.

Beau-P' y Bébé se encontraba frente a frente. Bébé, con el rostro enrojecido, bajó la cabeza. Beau-P', esbozando una sonrisa; la escena parecía durar una eternidad. Finalmente, apareció el chof-chof del dos caballos. A continuación, las voces de la farmacéutica y la de Bertrand en el jardín. ¿Por qué se callará siempre Beau-P'?

De repente, Bébé vió un hombre aparecer por el umbral de la puerta. Había llegado sin hacer ruido. Se diría que hubiese salido del suelo. Era delgado, descarnado incluso, y muy pálido, de una palidez malsana como el que no ha visto la luz del sol desde hacía años. Él también, como Beau-P' observaba silenciosamente a la joven. Una especie de ansiedad ardiente parecía brillar en sus ojos amarillos.

¿Quién era? ¿Estaba allí desde hacía rato? ¿Le habría visto chupársela a Jérôme? Bébé quería meterse bajo tierra.

—Ernest —dijo Beau-P'—, te presento a Bébé, la hija de mi mujer. Bébé, es Ernest, mi primo. Acaba de salir de la cárcel. Se quedará a dormir en casa esta noche. Mañana, tu madre le acompañará hasta la casa de tu prima de Agen, ésa que el marido es abogado. Se dedica a la reinserción social. Prometió encontrar un trabajo a Ernest en la zona.

—Encantado, señorita —saludó Ernest con cortesía—. Disculpe la molestia —dijo, tocándose la frente con la punta de los dedos en un gesto de saludo. Una pálida sonrisa afloró deformando sus labios.

—No es fácil encontrar trabajo cuando se ha estado en chirona, explicó. Es muy amable por parte de su señora madre de ocuparse de esto.

—Es normal, dijo Beau-P'. Eres mi primo. ¡Hay que ayudarse entre parientes!

Tranquilizada, Bébé comprendió que el recién llegado no había visto nada. Beau-P' y él debieron llegar antes en un taxi o en otro coche. Por eso Bertrand no les había podido avisar. Su madre debía de seguirles a bastante distancia en el dos caballos. ¡Va arrastrándose como un caracol, ese viejo cacharro!

—Beau-P' —suplicó Bébé en voz baja, para que el recién llegado no la oyera, y tirándole de la manga—, ¿no dirás nada, verdad?, ¿me lo prometes?

—Me lo pensaré, dijo Beau-P', ya hablaremos de todo esto más tarde... Por el momento, tenemos que ocuparnos de Ernest.

Le acarició la mejilla y un estremecimiento le recorrió el cuerpo de arriba abajo. Esta reacción de rechazo no le pasó inadvertida a su padrastro.

—No pierdes nada por esperar —le susurró justo antes que su mujer entrase en la cocina empujando un carrito de supermercado cargado hasta los topes de congelados.

II. Bébé le enseña las bragas a su padrastro

Desde la llegada de Laura Desjardins, acompañada de su hijo empujando el segundo carrito de la compra, toda la casa estaba revolucionada como consecuencia de los huéspedes inesperados. Mientras que los niños se ocupaban de descargar los carritos de la compra para llenar la nevera y el congelador, se pusieron a intercambiar algunas palabras en voz baja.

Bébé reprochó amargamente a su hermano lo que había ocurrido y le contó que Beau-P' la había sorprendido comiéndosela a Jérôme. ¿Por qué ese pedazo de imbécil de Bertrand no la había prevenido? Le explicó que no sospechó del coche que se paró delante de la casa hasta que vio salir a Beau-P' acompañado de su primo, pero ya era demasiado tarde para avisarles. Sobretodo, cuando además tuvo que ayudar a Ernest a llevar las maletas. Intentó calmar a su hermana: Beau-P' probablemente no diría nada, pero Bébé no estaba tan segura.

Ella sabía que su padrastro la detestaba. ¿Y por qué? Se acordó de la manera en que se burló de él, ese verano, poniéndose casi desnuda ante él bajo pretexto que hacía mucho calor, tratándole como si no fuera un hombre de verdad. Es algo que seguramente no había olvidado.

Su madre interrumpió su conversación y la llevó al segundo piso donde, bajo el tejado, una parte del desván que estaba acondicionada como habitación para invitados. Esta habitación era uno de los sitios preferidos de los juegos de Bébé, de los amigos de su hermano y de sus primos. ¡Cuántas veces se había dejado dar por el culo, de rodillas sobre la estrecha cama que chirriaba espantosamente! Ese era el lugar donde el ex presidiario pasaría su primera noche de libertad. Ayudó a su madre a poner sábanas limpias y a arreglar el caos que reinaba en aquella habitación que, en ausencia de invitados, hacía las veces de trastero. Mientras que seguían con las tareas, su madre se puso a alabar los méritos del pobre Ernest. Había pasado de todo: infancia desgraciada, padres alcohólicos, malas compañías, robos de coche; Bébé tenía la impresión de estar escuchando una aburrida radionovela. Antes de bajar a preparar la cena, abrieron la ventana para refrescar el aire viciado de la habitación. (Este detalle no carece de importancia como se verá a continuación al hilo de los acontecimientos.)

A Bébé, ese tal Ernest no le inspiraba la menor confianza. No era más que un escuálido golfo que empezaba a envejecer, y su piel, de una palidez mórbida debido a la cárcel, le daba un aspecto enfermizo. Lo que le parecía más detestable era ese aire hipócrita, de falsa humildad, ese aire de «haber pasado por muchas desgracias». Y ese tono almibarado que adoptaba cuando, jugando al chico malo arrepentido, hablaba con voz trémula del capellán de la cárcel que se había portado tan bien con él y le había ayudado «a encontrar el buen camino». Mientras que desgranaba sus batallas durante la cena, los hermanos intercambiaban miradas sesgadas, estupefactos tanto el uno como la otra, al ver a su madre, que no era para nada tonta, dejarse embaucar por esa sarta de ñoñerías. En cuanto a Beau-P', parecía que intentaba contenerse a duras penas de soltar una carcajada al escuchar los lamentos de su primo. Pero también mostraba un pequeño destello de satisfacción en los ojos cada vez que su mirada burlona se cruzaba con la de su hijastra; en ese momento, ésta enrojecía hasta las orejas y avergonzada escondía las narices en el plato.

Cuando la conversación derivó sobre el trabajo que Ernest podría hacer, fue Beau-P' quien tomó el relevo para deshacerse en elogios sobre su primo. Ernest, según él, era capaz de hacer cualquier cosa con sus manos. Tenía manos de hada; desde muy joven, no había nadie como él capaz de desmontar una cerradura o abrir una caja fuerte cuya combinación se había olvidado. Además, también era perfectamente capaz de arrancar un coche cuya llave de contacto había sido extraviada. También sabía andar por los tejados, levantar las tejas sin hacer ruidos. No existía nada de lo que no fuera capaz. Los gemelos se dieron cuenta que ante esos ambiguos elogios, Ernest se sentía realmente incómodo. Prefería evidentemente que se hablara de sus virtudes cristianas antes que de su talento de ladrón. Pero Laura, sin el menor atisbo de malicia y con toda inocencia, propuso a su invitado arreglar el lavabo de la habitación del desván cuyo sifón perdía agua. Ernest parecía encantado de poder ser útil y en cuanto terminó de cenar subió en un segundo con su caja de herramientas. Efectivamente tenía una caja de herramientas personal, cerrada con un candado con código que sólo él conocía. Por la curiosidad de verle manos a la obra, Bertrand subió a ayudarle.

En contra de su deseo, Bertrande, se encontró sola en compañía de Beau-P′ y de su madre provocándole una espantosa angustia que se le clavó en el estómago. ¡Ojalá que Beau-P′ no aprovechara la ausencia de su primo para contar todo! Le lanzó una mirada implorante y aprovechando que su madre salió a guardar en la nevera los restos de la carne fría, le suplicó de nuevo en voz baja, agarrándole del brazo.

—¡Por favor, Beau-P′! te lo ruego, no le digas nada.

—Dame una buena razón para no decirle nada, le replicó con sarcasmo. Al fin y al cabo es tu madre. Tiene que vigilar tu virtud.

—Pues, haré lo que tu quieras, pero no se lo digas, por favor.

—¿Harás lo que yo quiera? ¿Estás segura de eso? —le susurró Beau-P′ acariciándole la mano.

No pudo evitar retirarle la mano de encima. Tenía la impresión de que una serpiente la hubiese tocado. Al ver a Beau-P′ morderse los labios, se arrepintió de haberse echado para atrás, pero ya era demasiado tarde. Se levantó con cara de pocos amigos y fue a tumbarse en el sofá a leer el periódico. En ese momento, su madre volvía de la cocina y Bébé la ayudó a retirar las cosas de la mesa. Como era la costumbre, ya sabía que su madre y Beau-P′ se quedaban abajo viendo la tele. Seguramente, en cuanto se quedasen a solas le contaría todo. Sin embargo, parecía que había una posibilidad poco probable de que no ocurriese esta noche debido a la presencia de su primo. En cuanto éste terminase de arreglar el lavabo, seguramente bajaría para quedarse charlando un rato con ellos.

Bébé, enferma de desasosiego, daba vueltas sin atreverse a subir a su habitación.

—¿Podrías poner un poco de música? —le sugirió su madre. Nos tomaremos un licor con Ernest en cuanto baje—. ¿Te apetece Beau-P'? Seguro que le agradará al pobre chico ¿no crees? Debe sentirse tan desubicado...

Con el periódico abierto frente a su cara, lanzó un gruñido, dando a entender que no veía ningún inconveniente. Bébé se dirigió hacia la cadena de música y se agachó para buscar un CD en el estante. Se agachó sin darse cuenta, y no fue hasta que vio como bajaba el periódico que tenía Beau-P' entre las manos para clavar sus ojos en sus rodillas cuando se percató que estaba enseñando los muslos. No lo había hecho a propósito. La idea de que pudiese pensar lo contrario la hizo enrojecer de rabia. Instintivamente cerró las piernas y se estiró el vestido hacia las rodillas. Pero enseguida, al igual que le había pasado un momento antes cuando le retiró la mano, se arrepintió de este reflejo de pudor al ver como se le helaba la sonrisa en el rostro a su padrastro.

—A propósito, Laura —dijo mirando burlonamente a su hijastra—, hay algo que te tengo que contar sin falta. Te vas a reír un montón...

Bébé, sintió como si le pegasen un puñetazo en el estómago; la sangre se le subió al rostro, sin dudar separó las piernas de nuevo todo lo que pudo lo que hizo que el vestido se le subiese bastante más arriba de las rodillas. Desde donde estaba tumbado Beau-P' podría verle las bragas. Ella no miraba hacia donde se encontraba él simulando rebuscar entre los discos. Éste se calló.

Extrañada, su mujer le preguntó qué quería decir. Temblorosa, Bébé alzó la mirada hacia él. Al abrigo del periódico contemplaba sin vergüenza la entrepierna de su hijastra. Su mujer no alcanzaba a verle. Ella reiteró la pregunta.

—¿Qué me querías decir, Beau-P? ¿Es a propósito de tu primo? —con los muslos bien separados, Bébé suplicó a Beau-P' con la mirada. El hizo amago de una sonrisa y carraspeó.

—¡Ay! se me ha olvidado —dijo—. Ya sabes como son estas cosas, a veces piensas en una cosa y después la olvidas.

Bébé pensaba en lo que él podía ver, bajo el vestido llevaba puestas unas minúsculas bragas, muy estrechas por delante que le penetraba en el sexo, abriéndole la raja. Veía claramente los labios de su vulva por los lados de las bragas y una buena parte de los pelos. Como cada vez que se exhibía, sintió que el vientre se le debilitaba y las manos se le humedecían. Cogió un compacto al azar y lo puso en el aparato. Estaba tan turbada que al colocarlo, sin querer, cerró ligeramente las piernas.

—Pues sí —volvió a repetir Beau-P' se me ha olvidado, pero seguramente me volveré a acordar.

Inmediatamente, consciente de su metedura de pata, Bébé alejó sus rodillas la una de la otra. Había reaccionado tan rápidamente que se le metió aún más la braguita en la raja. Por el rabillo del ojo vio como Beau-P' volvía a cerrar la boca y se apoyaba sobre el codo para poder mirarla mejor. La música empezó a sonar.

Era una pieza de Mozart. Aunque no tenía ningún motivo para quedarse agachada delante del aparato de música, Bébé se quedó en la postura que estaba para fingir serenidad, tanto frente a su madre como frente a Beau-P'. Se puso a mirar otros discos para ponerlos más tarde, Beau-P' no quitaba los ojos de su entrepierna. Las cosas estaban claras, desde que les había sorprendido a Jérôme y a ella, Bébé siempre supo que habría tan sólo un único modo de comprar su silencio.

Ahora que la decisión estaba tomada, se dio cuenta que le había costado menos de lo que creía. Lentamente, se levantó. La cabeza le daba vueltas y sentía el peso típico en el estómago que acompañaba los preliminares de sus juegos sexuales, ese tipo de espera enfebrecida en la piel. Sus senos se hincharon y le dolían los pezones.

Para colmo, le entraron unas ganas horrorosas de orinar. Tenía que ir, pero se las tenía que arreglar para que Beau-P' supiera que volvería a bajar. ¿Cómo hacerle comprender que ella estaba de acuerdo? En realidad no habían treinta y seis formas distintas.

—Me voy al baño —anunció en voz alta—, pero vuelvo a bajar para quedarme un rato con vosotros.

Esto pareció extrañar a Laura. Normalmente, en cuanto se tragaba el postre, su hija subía a encerrarse en su habitación. Pero pensó que Bébé contravenía sus hábitos en honor del primo de su marido. La verdad es que se lo agradeció.

III. Juegos incestuosos, juegos conyugales

El hecho de que Bébé bostezara ostentosamente y se subiera a acostarse en cuanto terminaba de cenar era tema de choteo familiar.

«Ésta, se burlaba su hermano, en cuanto cena, ¡a la cama! ¡Cómo las gallinas!»

En realidad, era para echarle un cable por lo que la vacilaba así. Sabía muy bien porqué tenía tanta prisa. A su hermana le encantaba esperar allá arriba el momento en que él iba a darle las «buenas noches». Y no podía perder la ocasión para practicar algunos de sus juegos sexuales que tanto le gustaban desde su más tierna infancia.

Cuando Bertrand llegaba a su habitación, su hermana siempre simulaba estar durmiendo. Dormía de una manera muy extraña: la cabeza girada hacia la pared, la cara escondida por el pelo y el pulgar metido en la boca; tumbada boca arriba y bajo las sábanas se le notaban las rodillas dobladas, levantadas y muy separadas.

Riendo entre dientes, Bertrand se desabrochaba el pantalón o se lo quitaba directamente. Después se masturbaba para endurecer su verga al tiempo que miraba a su hermana como «dormía». Cuando su rabo estaba bien tieso, con el glande fuera, se acercaba con pasos sigilosos.

«Mira como duerme, susurraba, y yo que quería darle un besote para desearle buenas noches. No ha habido suerte... mi hermanita no me ha esperado, se ha dormido como un angelito chupándose el dedo.»

Levantaba las sábanas y las mantas para doblarlas a los pies de la durmiente. Como si lo hubiese hecho adrede, el camisón de su hermana estaba subido sobre el vientre y como dormía boca arriba con los muslos bien abiertos, Bertrand podía ver entre el vello entreabrirse la raja de su sexo.

«¡Ay la sinvergüenza que duerme con la almeja al aire! Está segura que su hermano la va a mirar. ¡Qué vergüenza! Se le ve todo... hasta el ojete del culo... ¡la muy guarra! Se merece que no le dé un beso de buenas noches, para castigarla.»

Bébé, se puso a chuparse el dedo ruidosamente al tiempo que abría las piernas aún más. La raja del coño se separó dejando salir los labios y el botón.

«¡Mira, mira, decía Bertrand, qué rojo está todo y qué mojado! ¿Se habrá estado acariciando, esta viciosa? Tiene toda la pinta. Se nota por el olor. ¡Hasta ha mojado las sábanas!»

Con la punta de los dedos apartó los pelos mojados del borde de la raja. Veía estremecerse el vientre de su hermana y oía que dejaba de respirar. El botón del clítoris se erguía, impertinentemente y un hilo de jugo brillaba en la hendidura de la vulva.

«Qué sueño tan rico se está pegando esta guarra pajillera, susurraba Bertrand. Estoy seguro que no ha dejado de toquetearse mientras miraba las revistas. ¡Por eso está tan cansada!»

Sus dedos se deslizaban lentamente entre los pelos, se acercaban a la zona húmeda y rosa, muy lentamente...

«No debería despertarla, murmuró como si estuviese hablando para sí. Aprovecharé que está durmiendo para tocarle un poco el coñito sin que se entere. Le voy a abrir su cosita y le acariciaré, su botoncito. Me encanta cuando está así, tan mojado, parece una almeja bien grande. ¡Que se aguante! ¡Esto le pasa por dormir con las piernas abiertas. Imagínate que hubiese sido Beau-P′ quien entrara en la habitación en lugar de mi... podría hacerle todo cuanto quisiera, ¡al fin y al cabo estaba durmiendo!

Acababa de abrirle los labios, hurgaba entre los cálidos pliegues dejando el clítoris al aire y le golpeteaba para aumentarlo. Con el pulgar en la boca, Bébé se esforzaba en respirar de manera regular. A través de sus pestañas podía ver «el rabo» tieso de su hermano con la punta roja fuera. Bertrand acercó su rostro a la entrepierna de la durmiente y le olisqueó la raja mientras se la acariciaba.

«¡Ay la guarrilla, cómo huele a pipi... y mira qué gordo se le pone el botón! ¡Mira qué gordo...! Está todo rojo, parece una fresa... me pregunto a qué sabrá...»

Para averiguarlo, le dio un lametazo al minúsculo capullo. ¡Oh! Era delicioso, le dio un subidón de calor en todo el cuerpo. El corazón de Bébé latía con fuerza en su pecho, los botones de sus senos se pusieron tiesos; en el bajo vientre, el jugo caliente empezaba a correr como la sangre de una herida.

Ahora, ya lo sabía, después de mojar su dedo con ese jugo, su hermano se lo metería en el ano; era una sensación tan fuerte que se pondría a temblar. Entonces, la cogió por las caderas, le dio la vuelta como una gran muñeca inerte y ella siguió el movimiento, sin despertarse.

«Puesto que duerme tan bien, aprovecharé para metérsela por el culo, mascullaba Bertrand. Le clavaré el rabo en el trasero y se lo llenaré de leche.»

Con la misma lentitud de un sonámbulo, como si tomara mil precauciones para no despertarla, su hermano la pondría boca abajo, doblándole las rodillas bajo el cuerpo para levantarle el trasero.

«Mira, susurraba, ¡qué abierto tiene su enorme culo, se la podré meter hasta el fondo! ¡Oh, si pudiese verse, con todas sus cosas abiertas! ¡Pero qué guarra!»

Le separó los muslos y, de pie, teniéndola cogida así, le introdujo suavemente el glande en el ano.

«¡Ya está, está dentro, sólo tengo que empujar!». Y empujó haciendo penetrar el nabo duro en el culo de su hermana que babeaba hasta la almohada. Al cabo del rato, claro está, no podían seguir con la comedia, y Bébé y su hermano acabaron desternillados, con una risa contenida. Lo que realmente les hacía partirse de la risa hasta ponerse enfermos era pensar que allá abajo su madre y Beau-P' no sospechaban nada. Ellos, que los tomaban por dos angelitos.

Porque no salían casi nunca como hacen los jóvenes de su edad, su madre pensaba que se habían quedado en la infancia.

—Dios mío —susurraba Bébé, arqueando los riñones para ayudar al dardo de su hermano a entrar más profundamente—. ¡Dios mío cuando pienso que están mirando la tele y que creen que estamos durmiendo!

Sentía las pelotas tibias de su hermano, tan suaves, aterciopeladas como dos melocotones aplastarse contra los labios de su raja. Pasaba la mano por debajo para acariciarlas.

—Espera —gruñía Bertrand—, no hagas eso, vas hacer que me corra.

Correrse. Dar por culo.

Lo hacían adrede, empleaban los términos más guarros para describirse el uno al otro lo que se hacían.

—¡Oh, no! No te corras tan rápido, «dame por culo un poco más. ¡Me gusta tanto sentir tu polla en mi culo! musitaba Bébé con un delicioso temblor en la voz.

Pero es verdad que Laura Desjardins estaba a mil leguas de imaginarse de qué manera sus hijos se divertían, ellos mismos no se habrían sentido menos sorprendidos, ni menos ultrajados, si hubieran sabido lo que ocurría allá abajo, y como su madre se comportaba con su joven marido.

Cada noche, cuando miraba la tele con Beau (ella prefería llamarle así, más que Beau-P', ese apodo bárbaro, contracción de «bello papa», que los gemelos habían dado chistosamente a su segundo marido), Laura Desjardins se sentía completamente enternecida, cuando después de desearles buenas noches, ella oía a su hijo subir al piso de arriba y llamar a la puerta del dormitorio de su hermana para darle un beso de buenas noches.

—¿Lo oyes, Beau? Ha subido a desearle buenas noches. ¡No lo olvida nunca! Hasta cuando se han peleado. ¿No es una maravilla ver que un hermano y una hermana se quieren hasta ese punto? ¡Sobre todo en esa edad ingrata!

Cuando Laura le confiaba sus pensamientos, Beau ponía un gesto de desagrado. No sentía una ternura desbordante por los hijos de su mujer. Pero escondía su juego. Vivía a cuerpo de rey en esa casa y había encontrado a una segunda madre en su mujer, como muchos hombres jóvenes que se casaban con mujeres mayores. Una segunda madre que se ganaba muy bien la vida. Era la propietaria de la farmacia más importante de la ciudad, lo que le permitía mantener a Beau. Camarero de profesión, Beau estaba casi siempre en paro porque su mujer no quería que trabajase por la noche; por las noches, los camareros están expuestos a todo tipo de tentaciones procedentes de «mujeres fáciles»; y además no se había vuelto a casar para dormir en una cama vacía. Prefería que se quedase en casa ya que no quería ni oír hablar de otro oficio. Por otra parte, resultaba ser bastante útil, no le molestaba ocuparse de la casa o de hacer la compra, y su mujer no se quejaba demasiado de la situación. Al fin y al cabo, en Suecia sí que hay hombres que se quedan en casa ¿no? ¿Por qué tenían que ser ellos siempre quienes tenían que currar? La farmacia funcionaba muy bien ¡Laura ganaba más que suficientemente para asegurar los gastos de la casa!

En cuanto a Beau, flemático como una culebra, hacía gala de una dulce violencia. Cuando se acordaba de las noches en blanco pasadas para escuchar las gilipolleces que soltaban los borrachos, se estremecía de horror. Es verdad que Laura ya no era tan joven, pero era una estupenda zorra en la cama y Beau siempre se había mostrado interesado por el asunto. Con ella, había por fin encontrado la horma de su zapato.

Y «zorra» lo era, más aún cuando esto le había llegado con Beau precisamente, quien había sabido siempre «descubrirla», Hay que decir además que Laura tenía un enorme retraso que recuperar: su primer marido, el padre de sus hijos gemelos, nunca había sido un gran semental. ¡Qué diferencia, cuando tras dos años de viudedad había dado con Beau!

Hacía 3 años que se habían casado y seguía asombrándose que un hombre se ocupase tan bien de sus orificios. También le perdonaba el fastidio que mostraba con frecuencia cuando la veía tan unida a sus hijos. «Está celoso», se decía. Le daba un poco de pena esto, pero al mismo tiempo se sentía halagada.

Desde que Bertrand subía a dar las buenas noches a su hermana, les asaltaba el deseo. Laura empezaba a ponerse mohína, acurrucada junto a Beau, quien, aprovechando que por fin se habían quitado de en medio a la «chiquillería», empezaba a manosearla de una manera un tanto vulgar, además le encantaba hacerlo fuera de la habitación conyugal.

—¡Venga, Beau, para ya! —se quejaba falsamente la farmacéutica, cuando empezaba a deslizarle la mano bajo la falda—. ¡Los niños pueden bajar!

—Sabes muy bien que no bajan nunca.

Enrojeciendo, Laura Desjardins dejaba a su joven esposo (ella tenía cuarenta años, mientras que él apenas alcanzaba los treinta, lo que solía darle la impresión deliciosamente incestuosa de acostarse con un adolescente) desabrocharle el sujetador y quitarle las bragas. Sentada en el sofá frente a la tele, se conocía de memoria el programa que venía a continuación. No el de la tele, claro, que miraba sin ver. Una vez que le había quitado las bragas y el sujetador, Beau le subía la falda y le desabotonaba la blusa. Le encantaba mirar a una mujer que no estuviese completamente desnuda, sino a medio vestir, poniendo al descubierto las partes que habitualmente están escondidas. Únicamente éstas, justamente para resaltar la indecente desnudez de las que exhibía.

Laura, siguiendo sus deseos, no llevaba nunca panties, sino medias con liguero. Beau, una vez que la había dejado medio despechugada y medio despelotada, volvía a sentarse frente a ella, al lado de la tele. Mientras que ella fingía estar absorta por la película, roja de emoción, él la contemplaba. Y le encantaba el espectáculo.

Esta cuarentona carnosa, de bello rostro tan serio, a penas maquillada, con el cabello estirado y recogido en un estricto moño, se encontraba allí mismo, delante de él, para él sólo, para exhibir frente a él el coño y los pezones gordos con sus hermosas aureolas rosadas. Le pidió que pasara una pierna por encima del brazo del sillón para verle en su bajo vientre la raja peluda abierta, y como tenía las nalgas en el borde del asiento, podía inclusive verle el ano entre sus salientes redondeces. Con las mejillas enrojecidas, los ojos fijos sobre la pantalla de la tele, la bella y apetitosa farmacéutica de Villeneuve-sur-Lot no se atrevía a mirar al sinvergüenza de su marido. Estaba tan excitada de mostrarse así ante su marido que el flujo le mojaba los pelos del coño.

—¿Está bien la película? —le preguntaba al cabo del rato.

—Está muy bien, te lo aseguro, Beau —respondió su mujer con voz trémula— deberías venir a verla… —dijo tímidamente mientras bajaba la voz con pudor— en vez de mirar lo que estás mirando…

—Pues mira, no estoy de acuerdo contigo. Yo prefiero, de largo, mirarte el coño y los pezones que estas tonterías de dramas follestinescos. Encuentro mucho más divertido esto. En este momento, por ejemplo tienes la raja que se abre como si ¡tuviera hambre!... ¡y mira tu clítoris que tieso está!

—No hables tan alto, hombre —susurró la farmacéutica—, los niños pueden oírte. Además, ya sabes que no me gusta que digas estas cosas... me da vergüenza.

Era cierto, se ponía colorada, lo que hacía aún más excitante la situación. ¡Se ponía colorada, pero estaba chorreando! No le importaba hacérselo notar.

—¡Estás empapada! Deberías ponerte una toalla debajo, vas a manchar el sofá.

—¡Beau!

—¿A ver? Abre un poco las piernas que te vea bien el agujero de la vagina. Ya sabes que me vuelve loco verte bien todos los agujeros, sobre todo cuando se te abren como ahora.

Con un falso mohín de arrepentimiento, la farmacéutica se aprestó a cumplir las exigencias de su joven marido. Cuando la trataba de esta manera, tenía la impresión, por la diferencia de edad, de exhibirse frente a un chico malo, lo que le traía recuerdos de su lejana adolescencia. Menos mal, pensaba ella, que los gemelos no habían salido tan golfos como había sido su madre a su misma edad. Llena de lascivia, pasó la otra pierna por encima del otro brazo del sillón ¡sabía muy bien lo que Beau quería! Le encantaba que se pusiera en esa postura tan obscena, que recordaba a cómo se colocaban las mujeres cuando acudían a la consulta del ginecólogo, porque «se le abría completamente el conejo», y Beau, que le encantaba mirar, estaba ávido del tórrido espectáculo que le ofrecía. Para empezar, en primer plano, sus zapatos de tacón de aguja que le obligaba a llevar hasta en casa; después los tobillos finos, las piernas carnosas, pero bien torneadas, modeladas por las medias de seda negra; más arriba se veía la carne blanca de sus muslos medio cubiertas por el liguero negro. Y finalmente, arriba del todo: el objeto de escándalo, repugnante y magnífico, la mata de pelos rizados, la gran hendidura rosa y mojada, los pequeños pliegues que salían, la garganta roja de la vagina, el ojo marrón del ano.

—Me encanta —le decía—, verte las poses de puta que pones con esa cara llena de dignidad.

Laura Desjardins fingía no entender esos cumplidos ambiguos, pero que no la excitaban menos. Impaciente, pensaba en la continuación del programa. ¿Querría que se la chupase? ¿Se la metería por el culo? ¿Le daría una paliza? (solía pegarla en el culo desnudo, para castigarla por exhibirse de manera tan indecente). Y después de haberle puesto el culo como un tomate ¿se lo haría por delante, para cambiar un poco? El corazón de la farmacéutica latía desbocado, sentía como se le endurecían las recias puntas de las tetas y le daba un poco vergüenza. Eran tetas de comadrona, se decía a veces. Pero a Beau le gustaban mucho, le divertía jugar con ellas.

—Apártate los pelos —decía—, no te veo bien el agujero.

—¡Oh, Beau, por favor! ¡Si ya está muy abierto!

—¡Haz lo que te digo! Tú mira la tele, yo tengo que divertirme también. Abre tu agujero ¡quiero verlo más abierto! ¡Quiero verlo cómo chorrea!

Ella se separó la vulva con las dos manos, roja de vergüenza y de excitación, y la toalla que había deslizado bajo sus nalgas se empapaban del flujo que escurría de su coño.

—¡Mastúrbate! —decía Beau cuando veía que estaba como loca.

Siempre era la misma comedia. ¡Qué pedazo de puta hipócrita!

—No —musitaba Laura—, sabes que no me gusta eso.

—Mentirosa. Venga, mastúrbate un poco, anda. Tócate el clítoris y, al mismo tiempo, pellízcate la punta de los pezones.

Casi sin aliento, Laura Desjardins se plegaba a las órdenes de su vicioso esposo. Le daba tanta vergüenza cuando le exigía que se masturbara delante de él, pero, por qué negarlo, la excitaba de tal modo que acababa por correrse delante de sus narices. Cómo le molestaba después cuando le oía burlarse de ella. Pero era el precio a pagar, ella lo sabía, para que se dignara finalmente a ocuparse de ella en persona.

Llegado el momento, le ordenaba que se desnudara. Lo más rápidamente para no hacerle esperar, se quitaba la ropa y se quedaba completamente desnuda delante de él, a excepción de sus medias negras. Sabía lo que le iba a pedir cuando le veía abrirse la bragueta del pantalón y sacar su enorme rabo de semental. Si le decía «de rodillas, puta» quería decir que quería correrse en la boca, como con una prostituta. Si le decía «date la vuelta» era que le iba a azotar el culo para empezar y seguidamente le daría por el culo encima de la mesa.

Se daba la vuelta para mostrarle el trasero y le oía reírse burlonamente. Sin piedad alguna, hacía todo tipo de comentarios desagradables sobre sus enormes posaderas. Le pellizcaba las nalgas despiadadamente y le daba unos cachetes en ellas para verlas temblar ridículamente.

—Mira, esto... Mira este culo gordo.

—Cuando andas por la calle, todos los hombres se

dan la vuelta para mirártelo. ¡Es obsceno, querida! ¡Un auténtico culo de una verdadera cerda!

—¡Beau, por favor! ¿Por qué me dices este tipo de cosas?

—Inclínate, ábrete las nalgas con las manos...

Enrojecida, Laura, le obedecía. Beau se echaba a reír cuando le veía el ano abrirse entre sus pelos como el ojo de un jabalí.

—¡Deberías verte el agujero del culo lo abierto que está! Tienes ganas de que te dé por el culo, ¿verdad? ¡Confiesa que te gustaría, venga!

—¡Beau!

Hizo una mueca de asco.

—Debería de darte vergüenza que una mujer como tú, una mujer respetable, una farmacéutica, una madre de familia enseñe el culo de esta manera, ¿Qué dirían tus clientes, si te vieran en este momento? ¿Y tus hijos? Los pobres querubines...

—¡Pero si eres tú quien me lo has pedido, Beau!

—Eso no es una razón. Una mujer honesta lo rechazaría. Tú estás demasiado contenta... eso merece un castigo.

Se iba y se sentaba sobre el sofá, era el momento más delicioso. Temblorosa, iba como una niña pequeña a la que van a castigar, a tumbarse encima de las rodillas de su marido. Le metía entonces las manos entre los muslos enfilándole el pulgar en la vagina. Teniéndola agarrada así, estrujándole el sexo, la levantaba por el aire para obligarla a abrir bien las nalgas. Empezaba a azotarla con fuerza, de manera metódica. La piel del trasero se iba enrojeciendo, y continuaba golpeándola de manera más encarnizada en la zona anal. Le entusiasmaba pegarla directamente en el ano y, al mismo tiempo, pinzar entre su pulgar y los demás dedos la carne mojada de su vulva. Llegado ese momento, Laura perdía todo pudor, lloriqueaba cómicamente y le suplicaba con voz ronca que la golpease aún más fuerte.

—¡Más fuerte, Beau, más fuerte... hazme daño! ¡Pónmelo bien colorado! Quiero que me queme... ¡Oh, aún más, querido, aún más, castiga a esta enorme zorra! ¡Oh cómo me gusta esto...! ¡Siii, Beau, en el agujero... en la raja... méteme los dedos... aaarrrrghhhh... ¡Ay dios mío, voy a gritar! ¡Voy a gritar, ponme la mano en la boca, Beau, voy a despertar a los niños!

—Necesito mis manos, muérdete los puños.

La golpeaba desaforadamente, y a cada azote, el líquido caliente salía con profusión entre sus dedos como de un gran fruto jugoso.

Cuando ya le dolía el brazo y Laura tenía el culo rojo como un tomate, Beau la ponía de nuevo de pie. Contemplaba con satisfacción las lágrimas que bañaban el rostro de su mujer.

—Ahora, que tienes el culo bien caliente, te daré por el culo, querida.

—¡Ay! sí, Beau, métemela en el culo. ¡Hazme todo lo que quieras!

Todavía sacudida por los sollozos, en un estado próximo al histerismo, se puso sobre la mesa boca abajo. Entonces, como Marlon Brando en «el último tango en Paris» Beau, cogió una nuez de mantequilla del recipiente que se había quedado sobre la mesa y se untó el glande. A continuación se llenó un vaso con vino y se echó un trago mientras se colocaba detrás de su mujer la cual, tumbada sobre el pecho, agarraba sus nalgas con las dos manos para mantenerlas separadas y ofrecerle el ano.

Sentía el corazón que le golpeaba el pecho ahogadamente. El trasero en fuego, oía a Beau degustar el vino. A continuación, apoyó el vaso en su espalda desnuda y la hizo estremecer. Tenía que tener cuidado de no derramarlo, de lo contrario no se contentaría de azotarla sino que le daría de latigazos. Cuando ocurría, para que los niños no pudieran oír nada, la hacía salir completamente desnuda al jardín para trasladarse al garaje. Era en el garaje donde le aplicaba el correctivo a base de cinturonazos. Generalmente le daba fuerte en las nalgas, unos treinta latigazos con el cinturón. No fingía. Con una toalla metida en la boca, Laura gritaba y se agitaba, pero no intentaba huir de su castigo. Recostada en el capó del dos caballos, le daba su merecido. En cuanto terminaba, Beau, excitado como un poseso, la ensartaba por los dos agujeros, lo que le hacía un daño atroz porque sus nalgas estaban muy doloridas. Cuando terminaban, la llevaba de nuevo a la casa, completamente desnuda, tanto si llovía como si nevaba, mientras ella se quejaba quedamente.

—¡Qué malo eres, Beau, qué fuerte me has pegado! ¡Voy a tener cardenales para todo un mes!

—¿Y qué narices te importa? ¿Sólo me enseñas a mí tu culo gordo, no?

—¡Oh, Beau! ¿Por qué eres tan malo conmigo?

—¡Porque te encanta! —Replicó el antiguo camarero.

No estaba equivocado. Le gustaba realmente.

Pero no hasta el punto de hacerle derramar el vaso que le había posado sobre la espalda antes de metérsela por el culo. Prefería mil veces ser sodomizada aquí que sobre el capó del coche después de haberle dado de latigazos. Entonces se abrió y retuvo la respiración. Con el dedo untado en mantequilla le engrasó el ano y galantemente (era siempre de una exquisita cortesía cuando le daba por el culo) le preguntó si estaba lista.

—¡Oh, sí! —murmuró la farmacéutica—, estoy bien abierta. Me la puedes meter.

Se la metía fácilmente, como una carta en un buzón, ya que, excitada como estaba y untada de mantequilla, no presentaba ningún problema, a pesar de estar bien dotado por la naturaleza.

Durante todo ese tiempo, los gemelos en el piso de arriba se deseaban buenas noches de una manera no muy diferente. Bertrande, con las nalgas al aire y el camisón subido, recibía el homenaje anal de Bertrand. No tenían mantequilla, pero utilizaban la saliva. El hermano lamía generosamente el culo de su hermana y cuando la sentía bien dilatada, la ponía de pie y le insinuaba su glande en el agujero.

—¡Pero qué guarros que somos! —decía tontamente Bertrande cuando sentía la verga de su hermano que le entraba en el culo—. Cuando pienso en mamá y Beau-P' delante de la tele. ¡Si se imaginarán lo más mínimo!

Se reían con sarcasmo e ingenuamente cuando escuchaban el ruido lejano de la televisión. Se tomaban su tiempo, a Bertrande le gustaba que durase mucho tiempo con su hermano; su verga menuda no le hacía daño como con los demás chicos. Y con él no tenía ningún remordimiento después de correrse. Se sentían tan cercanos, eran demasiado parecidos. Siempre la masturbaba mientras se la metía por el culo, y la masturbaba muy bien. Mucho mejor que sus primos o que los amigos que le traía. Estos, lo único que les interesaba era echar un polvo rápido, que se la mamasen o de correrse en su culo lo más rápidamente posible mientras soltaban alguna den sus groseras y asquerosas bromas. Con su hermano, la cosa era mucho más refinada y mucho más perversa.

En cuanto oían que la tele se apagaba, Bertrand aumentaba el ritmo y le lanzaba una buena andanada de esperma en el interior de su vientre. Luego se abrazaban con dulzura, como hermanos y Bertrand se volvía a su cuarto, que estaba justo al lado, mientras que Bébé iba a baño para expulsar el esperma en una palangana. Un poco más tarde, oía a su madre y a Beau-P' hablando en voz baja para no despertar a los niños y se estiraba voluptuosamente sobre su cama blanda mientras pensaba la suerte que tenían, su hermano y ella, de estar mantenidos así en el delicioso nido familiar. Se dormía como un bebé enorme chupándose el pulgar. Bébé adoraba dormirse teniendo algo en la boca. Y cuando no se la chupaba algún chico, a falta de algo mejor, se chupaba el pulgar.

A fuerza de chuparse el dedo, sus dientes se habían deformado un poco, se avanzaban ligeramente, como los de un conejo, y su labio inferior deformado también colgaba un poco hacia abajo, como si Bébé estuviese haciendo permanentemente un mohín. Esta niña, se decía a veces Beau, tiene una boca de andar chupando los pomos de las puertas. Aunque no sería los pomos de las puertas lo que le habría hecho chupar de no haber sido la hija de Laura.

Y tampoco era un pomo lo que chupaba cuando la había sorprendido en la cocina, de rodillas delante del idiota ése de Jérôme.

IV. Bébé acepta ser «buena» con su padrastro

Pero esa noche, no era cuestión de jugar al «sueño vicioso» con su hermano. De una parte, estaba el invitado de última hora, «Ernest el enchironado», y sobre todo ¡oh, sobretodo! Estaba ese cerdo de Beau-P' a quien tenía que cerrar la boca por otros medios ajenos a las suplicaciones. Notó una pregunta imperiosa en sus ojos cuando se dirigía a la puerta. Para que estuviese bien seguro que iba a volver, repitió con voz implorante que no dejó de extrañar un poco a su madre:

—Vuelvo en seguida ¿vale? Enseguida... sólo voy a hacer pipi.

—Está rara esta noche —dijo la señora Desjardins cuando su hija había salido de la habitación—. ¿Qué le ocurre? Que yo sepa no está con la regla.

Beau-P' alzó los hombros. Como en ese momento Ernest y Bertrand volvían de arreglar el coche, la llegada de estos le dispensó de contestar.

En su habitación, Bébé se miraba en el espejo, hablaba para sí en voz baja. ¿Lo vas a hacer? Tienes que hacerlo, decía ella a la chica de las mejillas coloradas que la miraba de frente. Si no ese cerdo acabará por decirlo todo. Cómo detesto a ese maldito cabrón. ¡Nunca he odiado a nadie tanto como a él! Pero tengo que hacerlo. ¡No tengo elección!

Mientras se decía esto, se quitó las bragas y, frente al espejo, separó sus muslos y abrió los labios de su sexo para verificar que estaba bien limpio. Comprobó que la carne de su hendidura estaba mojada, tuvo una sensación de suciedad. Le daba asco pensar que era porque Beau-P' la había estado observando. Se limpió con furia con un pañuelo, se volvió y, con coquetería sórdida, miró el «gran conejo», como lo llamaba Bertrand. La visión de su redondeado trasero le daba ganas de reír, de un modo un tanto enfermizo, con una risa estúpida que la dejaba como desfallecida. Dejó caer el vestido y fue a orinar al cuarto de baño.

Tras mear, decidió no ponerse las bragas, y bajó para reunirse con los demás. Esperaba oír el rumor alegre de las conversaciones. En su lugar, tan sólo escuchó la musiquita del «nocturno» de Mozart. Entrando en el salón, sintió una punzada en el corazón. Tan sólo estaba Beau-P' tumbado en el sofá, leyendo el periódico como siempre que bajó en cuanto la vio.

—¿Y los otros? —preguntó Bébé— ¿dónde están todos los demás?

—En el garaje —dejó caer Beau-P'—, tu madre ha ido a enseñarle el coche a Ernest... tiene un problema con el delco.

—¿Bertrand está con ellos?

Estaba aterrada con la idea de que había llegado el momento.

—Está con ellos. Estamos solos —dice Beau-P'—, sólo tú y yo.

Su voz arrastraba pesados sobreentendidos descarados. Bébé no sabía cómo comportarse.

—Deberías cambiar de disco —le sugirió entonces Beau-P′, como soplándole lo que debía hacer—. A mí, Mozart, sabes, no me enrolla... pon mejor algo más movido, Police, por ejemplo... o Madonna.

Sin atreverse a mirarlo, Bébé se dirigió hacia el mueble y se agachó con las rodillas juntas. Tenía calor en todo el cuerpo. Beau-P′, con el periódico bajado, la esperaba. Entonces, girada hacia él, pero con los ojos clavados en la caja de compactos, separó ligeramente los muslos. Fue como un vértigo ardiente. Su sexo se abría, tibio y mojado. Se quedó así, absolutamente inmóvil, con una mano apoyada en el pequeño mueble y los ojos bajos. Estaba roja como un tomate. Desde el sofá, Beau-P′ que había dejado de sonreír, miraba lo que ella le enseñaba: La raja abierta al máximo, rodeada de pelos. Sabía lo que estaba pensando: que se había quitado las bragas por él. ¿Y acaso no era la verdad? Le daba una vergüenza espantosa y se odiaba por ello. Tenía la impresión de venderse. Vio bajo sus pestañas que se desplazaba ligeramente para verle mejor el sexo y separó un poco más los muslos arqueando los riñones para enseñárselo mejor.

En el momento mismo en que se exhibía de manera tan descarada, sintió que unas lágrimas de humillación le quemaban los ojos. Se sorbió los mocos ruidosamente como una niña pequeña.

—¿Qué hay? —dijo Beau-P′, con una extraña voz ronca—, ¿no encuentras esos discos?

Sacudió la cabeza al tiempo que las lágrimas caían sobre su rostro. Un sollozo le sacudió el pecho.

—No hay que llorar así —dijo Beau-P′—, no le diré nada a tu madre... si eres buena conmigo no tienes nada que temer. ¿Te parece bien? Serás buena conmigo ¿verdad?

—Entonces no hay de qué preocuparse. Asunto arreglado.

Se levantó del sofá dando un golpecito en el asiento, invitándola a sentarse.

—Ven a sentarte aquí, anda… ya busco yo los discos.

Bébé se levantó y fue a sentarse. Unos profundos sollozos silenciosos la agitaban. Beau-P′ se acercó al mueble, se agachó y en un dos por tres cambió a Mozart por un disco de Prince. Sentado en el suelo, levantó la mirada hacia su hijastra y comprobó con agrado que mantenía los muslos bien separados. La hendidura se abría con voluptuosidad entre la mata de pelos. Continuaba lloriqueando, pero le mostraba su coñito. Se deleitó con gran placer, se levantó y se acercó junto a ella lentamente. Saboreaba el momento como un gran conocedor.

—Ponte aquí, estarás mejor para escuchar la música.

Le señaló el extremo del sofá junto al brazo. Ella se instaló. Él le agarró un tobillo y ella vio como le quitaba los zapatos.

—Vamos, puedes poner tus pies encima. Ponte cómoda… y deja de llorar. No le diré nada a tu madre. Somos amigos ¿verdad que sí?

—Sí, Beau-P′… —sollozó Bébé—, somos amigos…

¡Dios, qué asco se daba a sí misma! Tendida como estaba, apoyada en el brazo del sofá, dejó que Beau-P′ le doblara las rodillas y le colocara los pies sobre el sillón. De este modo, había adoptado casi la misma postura en la que se colocaba en su cama cuando fingía dormir mientras esperaba a su hermano. Con los párpados caídos, vio a Beau-P′ subirle el vestido. Ella levantó las nalgas para ayudarle a pasarlo por debajo.

—Si no digo nada a tu madre —continuó Beau-P'—, seremos amigos como ahora, más a menudo, ¿vale?

—Si, Beau-P' —asintió Bébé—, si no le dices nada seremos amigos... cada vez que tengas ganas.

Con la falda arremangada en la cintura, su padrastro se inclinó para ver mejor como se entreabría la raja. Bébé lo miraba lo que hacía con los ojos como platos y las mejillas ardiendo. Sentía cómo la excitación le invadía a pesar suyo.

—Ya que somos amigos, me lo puedes decir, ¿no? No lo has hecho únicamente con Jérôme, ¿verdad? Lo has hecho con los otros también ¿verdad?

—Sí Beau-P' con los otros, también...

—¿Con todos?

—Sí, Beau-P'... con todos...

—Basta con que te lo pidan ¿verdad?

Bajó la cabeza, retorcía el bajo de la falda entre sus dedos al tiempo que cuidaba de mantener las piernas lo más separadas posible. Aterrorizada, sintió que estaba chorreando.

—Estaba seguro —dijo Beau-P', mientras le acariciaba el borde de los pelos con el índice—. Ya sospechaba yo que si venían todos esos chicos era por ti. Los atraes como las moscas a la miel... Y dime, Bébé ¿es lo único que haces con ellos?

—No, Beau-P'... también hacemos otras cositas...

El dedo de Beau-P' iba y venía. Ella contenía la respiración.

—¿Y tu virginidad? Al menos, no la habrás...

—¡Oh, no, Beau-P'!... ¡eso no!

—¿Puedo comprobarlo? No veo bien...

—Claro, Beau-P', claro que sí... ¡por supuesto!

Se odiaba cuando oía su propia voz tan servil, tan llorona. Como si abriese un higo maduro, el vicioso de su padrastro, Beau-P′ separó los labios de su sexo y le introdujo suavemente el extremo del índice en su vagina. Le recorrió a Bébé un estremecimiento por todo el cuerpo.

—Te lo aseguro, Beau-P′ —gimió ella—, es la verdad, no les dejo nunca metérmela aquí... ¡nunca! ¡Ni tan siquiera a Bertrand, te lo prometo!

Viendo la cara de asombro de su padrastro, comprendió que acababa de meter la pata. Ni por instante, se pudo imaginar que podía estar manteniendo relaciones sexuales con su propio hermano ¿Qué estúpida se sentía por haberse vendido de esa manera? Ella le oyó cómo retenía el aliento.

—Mira eso... ¡con su propio hermano! —susurró.

Le metió el dedo girando más adentro.

—¡No, por favor, Beau-P′! ¡Aquí, no, por delante, no!... ¡por favor!

—¿Por delante, no? —¡Decididamente, iba de sorpresa en sorpresa! ¿Eso quería decir que por detrás estaba permitido?

El silencio elocuente de Bébé y el rubor confuso de sus mejillas, le arrancaron una tenue sonrisa.

—¡Vaya, vaya, vaya...! ¡Sí que escondías bien tu juego...!

Beau-P′ dejó de hurgarle su estrecha vagina y le rozó el clítoris. Ella pegó un respingo y contuvo el aliento. Le quemaban las orejas. Beau-P′ se echó a reír suavemente mientras le toqueteaba el botón con la punta del índice.

—Parece que prefieres esto, eh? Dime, anda...

—Sí, Beau-P′, lo prefiero...

—Mírame —le dijo su padrastro—, no bajes los ojos, no eres tan púdica con ellos cuando te masturban ¿no?

Ella obedeció de mal grado y sus ojos se enfrentaron a los de su padrastro. Tan rojo como ella, le hizo pensar en un viejo chiquillo vicioso. Con una mano, le acariciaba el clítoris y con la otra le exploraba la raja y entre las nalgas. Llena de rabia de no poder dominar su cuerpo, sintió que se iba a correr y, enloquecida, le suplicó en un susurro.

—Beau-P', Beau-P'... por favor... para... por favor... ahora, no... mamá.

Dejó de masturbarla y soltó una risotada. Su dedo tocó la corona rizada del ano.

—¿Es por aquí, entonces que te lo hacen? Responde. No mientas. Lo puedo comprobar.

Pudorosamente, Bébé asintió con la cabeza.

—Sí, Beau-P'... por ahí... solamente por detrás... dicen que por ahí no importa...

Vio a su padrastro sonreír con aire satisfecho.

—¡Qué guarrilla! —dijo él—, me apuesto a que te lo montas así con tu hermano cuando va a darte las buenas noches... y la idiota de tu madre que se enternece...

—¡Oh!, ¿no se lo dirás, Beau-P'? Si somos amigos, no se lo dirás, ¿verdad? Por favor, no se lo digas a mamá. Haré todo lo que...

Apresuradamente, le puso la mano sobre la boca. Se oyó un ruido de voces en el pasillo que anunciaba el regreso de los otros. Alzando las cejas, Beau-P' le hizo una señal de levantarse. Ella obedeció con rapidez y vio una mancha húmeda sobre el asiento. Rápido como un rayo, Beau-P' desplazó un cojín para taparla. Bébé se bajó el vestido, se calzó los zapatos y fue corriendo a sentarse sobre un cojín en el suelo, dando la espalda a Beau-P' que acababa de recuperar el periódico.

—¡Oh deberías de haber visto cómo ha arreglado el coche! —decía embelesada Laura Desjardins—. En un dos por tres. Tu primo tiene verdaderamente manos de hadas...

—Deberías pedirle que se ocupe de la nevera, mientras esté por aquí. No es normal que haga escarcha tan rápidamente... —bromeó Beau-P'.

Por el tono de su voz, no quedaba la más mínima duda de que estaba de un humor excelente.

V. La paliza

La sobremesa después de la cena se había alargado bastante, tras el café y los licores, Beau-P', su primo, Bertrand y su madre todavía estaban en el salón. Hacía más de una hora que Bébé había subido a acostarse, pero su hermano no parecía tener ninguna prisa en imitarla. Hay que decir que el antiguo expresidiario, en estado de gracia por efecto del aguardiente de ciruelas que se había tomado, se había puesto a enseñarles a hacer trucos con las cartas. Era un placer verle como las mezclaba, las volteaba en sus manos, colocarlas exactamente dónde quería ponerlas. Este Ernest era un verdadero rey entre los trileros de cartas; ya no se acordaba de ningún cura cuando barajaba las cartas y Bertrand, además, lo encontraba mucho más divertido.

A pesar de admirar la habilidad de Ernest, Beau-P' pensaba en su hijastra. Raramente había estado tan excitado como aquella tarde, cuando esta pequeña viciosa se había abierto de piernas para enseñarle su coñito. Se acordaba del placer que había experimentado tocándole la raja y viéndola llorar. Las chicas que lloriquean cuando le tocan el conejito son de lo más excitante. ¡Dios! Beau-P' estaba loco por esa potrilla, no podía pensar en otra cosa, tenía que encontrar el medio para escaparse y subir a su habitación, aunque fuese un ratito. El tiempo justo para clavarle en el culo su enorme dardo. ¡Qué rica debía de estar para dar por el culo a esta pequeña mojigata! Se relamía sólo de pensarlo. ¡Ah, con tal de ser amigos! como ella decía. Podía tener por seguro que se convertirían en excelentes amigos.

No pudiendo aguantar más, Beau-P' se levantó. Su mujer, a quien Ernest estaba enseñando la técnica rudimentaria de los trileros y que se estaba divirtiendo como una jovencita, lo miró con aire sorprendido.

—¡Seguid sin mí! —Farfulló Beau-P—', vuelvo enseguida. Voy a echarme un cigarrito rápido en el jardín.

«Solía hacer esto con cierta frecuencia, salir afuera y darse una vuelta para fumarse un cigarrillo. Por eso, Laura no se extrañó demasiado. Al fin y al cabo, Beau-P' era como todos, tenía sus manías. Cuando estaba a punto de salir, Beau-P' se le ocurrió un medio bastante seguro para anticiparse a Bertrand e impedirle que subiera a la habitación de su hermana.

—Esperadme todos —les dijo—, voy justo a despejarme la cabeza pegando cuatro zancadas fuera, pero vuelvo y nos echamos un póquer los cuatro ¿os parece?

—¡Ah no! —protestó Laura—, ese juego no, es un juego de golfos.

—Venga, Laura, que no jugaremos con dinero. ¡Nos reiremos un poco solamente, anda! Y además jugaremos sólo con judías.

—¡Venga, sí, mamá! —insistió Bertrand—, ¡genial, un póquer!

Este idiota ya se imaginaba contando a los amigos que había estado jugando a las cartas con un expresidiario. Riéndose en sus narices, Beau-P' salió del salón. Alcanzó el pasillo, abrió la puerta del rellano ... y la volvió a cerrar sin salir. Se quitó los zapatos a toda prisa, y, cogiéndolos con la mano, empezó a subir las escaleras. Tenía el corazón completamente desbocado, latía tan fuerte que le hacía daño. ¡Santo dios, cómo se podía llegar a este estado! Sobre todo, no tenía que mostrar el efecto que causaba en él esta pequeña morbosa. De lo contrario ¿acaso le habría enseñado su conejito? ¿Y el verano pasado? ¡Madre de Dios, el verano pasado! ¡Sólo de pensarlo se ponía malo!

«Me va a pagar lo que me hizo el verano pasado. ¡Y a qué precio!»

Mientras subía las escaleras de puntillas, como un ladronzuelo que está a la escucha del mínimo ruido, Beau-P' se acordaba de la manera en que esta guarrilla le había puesto cachondo el año anterior, en plena canícula del mes de agosto.

Tomando como pretexto que el calor era insoportable, ese verano en su habitación, que tenía orientación sur, Bébé había adquirido la costumbre de trabajar con los pechos al aire. Y lo hacía adrede, dejaba la puerta abierta para tener corriente de aire. La primera vez que al pasar por el pasillo, su padrastro la vio así, sentada en su mesa de colegiala escribiendo, con sus bonitas peras que apuntaban insolentemente hacia arriba, se había quedado rígido por la sorpresa. ¡Qué tesoro! ¡Qué pecho! ¡Se le hacía la boca agua! Con su aire mojigato, Bertrande había levantado los ojos hacia él y con una mueca de niña caprichosa, haciendo melindres y agitando las pestañas:

—Di, Beau-P' ¿te molesta si me quedo así, para prepararme el examen? ¡Hace tanto calor que no puedo aguantar llevar nada encima! Acabo enseguida empapada de sudor y con una horrible sensación pegajosa.

Pero a pesar de su rubor timorato, también supo que el calor no era la única causa para exhibirse de aquella manera. Viendo los ojos de su padrastro clavados con expresión golosa en sus pechos, Bébé se enderezó en un gesto de coquetería para enseñar mejor sus atractivos juveniles. Los botones endurecidos de sus bellos pechos, ya un poco pesados (lo había heredado de la madre) apuntaban hacia Beau-P' como dos pequeños dardos rosados. Ofreciéndose con descaro a su curiosidad, lo observaba a través de las pestañas. El se daba cuenta de ello. Le hubiera gustado poder hacerle otra, después de haberle lanzado una frase de desprecio, pero se quedó clavado en el sitio ante tal espectáculo. Incapaz de dar un paso para alejarse de tan bonito cuadro, sólo acertó a decir con un ligero carraspeo.

—Claro, hace calor... —asintió—. ¡A mí también me encantaría pasearme en pelotas como tú!

Ella soltó una risita tonta como lo hacen las jovencitas de su edad, lo que hizo temblar sus bonitas tetas y tuvo la impresión de que sus pezones se erguían aún más.

—¡Oh, Beau-P'! —susurró ella, lamiendo el capuchón de su bolígrafo—, no digas esas cosas. ¡No olvides que soy casi tu hija!

—No, no lo olvido. ¿Y tu madre qué, por cierto? Si te viera así ¿qué crees que diría?

Bébé abrió mucho los ojos poniendo cara inocente.

—Bueno, cuando esté aquí, me pondré una camiseta, te lo aseguro. Sé que está chapada a la antigua. ¿Pero tú, estás seguro de que no te molesta? Porque si te incomoda, puedo cerrar la puerta o me puedo poner un sujetador... ¡Hace tanto calor cuando no hay nada de aire!

La muy desvergonzada intentaba tomarle el pelo. Sabía muy bien que si mostraba el más mínimo gesto de confusión, gritaría diciendo que la intentaba violar y se iría llorando a buscar a su madre. Beau-P′ consiguió dominarse. Al fin y al cabo, sólo estaba alegrándose la vista ¡Tampoco era cuestión de desperdiciar la ocasión!

—No te preocupes, no me molesta en absoluto. Pero ten cuidado con tu madre. ¿Y tu hermano qué, por cierto?

—¿Bertrand?, ¿bromeas, Beau-P′? ¡Ya las tiene muy vistas! ¿Qué te crees? ¿Olvidas que somos gemelos? No nos escondemos el uno del otro. Me pongo desnuda delante de él y él hace lo mismo. Somos iguales... bueno, casi... pero es mi hermano ¡eso no cuenta! No es cómo contigo... eres el marido de mamá y enseñártelas, me incomoda. ¡Te lo juro! ¡Pero hace tanto calor!

Ahogándose con una risita, se llevó el bolígrafo a la boca y lamió el capuchón con la punta de su lengua rosada. ¡Lo que hubiera dado, Beau-P′ por arrearle una paliza! ¡Le encantaría ponerle el culo como un tomate! Y sus pezones, tan duros y tan tiesos... Daban ganas de morderlos. Con una sonrisa muy de «hermano mayor», Beau-P′, poniendo el freno consiguió bajar a la planta baja.

Ese mes de agosto, aprovechando la canícula, Bébé le había puesto constantemente los pezones bajo la nariz. Desde que estaban solos en casa, se paseaba inocentemente con los senos al aire. Bajaba a la cocina a beber un vaso de agua con una minúscula braguita que le cubría apenas su caramelito y que por detrás se le metía en el culito. Cuando veía a Beau-P′ se hacía la sorprendida y fingía querer esconder sus pechos con sus manos separando los dedos para cubrirse. Pero tenía que separar bien sus finos dedos para tapar sus opulentos señuelos. Sólo que al separar los dedos, los gruesos botones rosados de sus pezones se erguían aún más insolentemente a través de estos. Aunque en lugar de esconderlos, parecía más bien que los ofrecía como dos atractivos frutos en su justo punto de frescura.

—¡Oh! ¿estas ahí, Beau-P'? —decía poniendo sus ojos de cervatillo asustado. (Era un truco que le salía muy bien. Lo había ensayado muchas veces frente al espejo.)— No lo sabía, perdona. Estoy medio desnuda. No mires, por favor, tan sólo voy a coger agua fría de la nevera.

Con un suspiro de falso desconsuelo, renunció a ocultar los frutos de su joven feminidad. Se inclinó hacia la nevera, con sus peras colgandos entre los brazos. El espectáculo que le ofrecía por detrás no era menos excitante: entre las nalgas generosas, de una blancura nacarada, que el bronceado de la espalda y de los muslos hacían aún más sobresalientes, se podía ver la parte trasera de la braguita toda arrugada, toda fruncida por el sudor que la reducía al tamaño de una tira. Al sentir los ojos de su padrastro sobre su espalda, Bébé se inclinó aún más hacia la nevera y fingiendo reflexionar sobre lo que iba a tomar, aflojaba impúdicamente las nalgas. ¡Qué culo tenía esa pequeña morbosa! Le ponía negro a Beau-P'. Tenía sudores fríos. Esa zorra se inclinaba tanto que dejaba ver, a cada lado del fino cordón de nylon rosa, los bordes de la aureola oscura de su ano rodeado de minúsculos pelos. Tuvo, entonces, que controlarse para no tirarse encima de ella, y fue tal el esfuerzo de dominación sobre sí mismo que se clavó las uñas en las palmas de la mano hasta hacerse sangre. Mientras ella subía por las escaleras canturreando, meneando el culo y las tetas, Beau-P', con la boca abierta como un retrasado mental, la siguió con la mirada hasta perderla de vista, y maldiciéndola en voz baja se fue corriendo hasta el lavabo para masturbarse y soltar la tensión.

Se la había estado machacando tanto durante todo ese mes de agosto por culpa de ese maldito bicho, que por la noche ya era incapaz de atender a Laura, quien le había hecho varias alusiones irónicas. Se justificaba echándole la culpa al calor.

Se alegró en cierto modo cuando el tiempo refrescó, de este modo no tendría que volver a ver a Bébé pasearse medio en pelotas delante de sus narices y podría pensar en otra cosa. Sin embargo, lo que más le mosqueó después fue que se volviese tan púdica con él. Era casi seguro que le había querido tender una trampa exhibiéndose de esa manera para poder quejarse a su madre, llegado el caso, al más mínimo desplante por su parte. Los gemelos no le tragaban. No era un secreto que no habían conseguido aceptar que su madre se volviera a casar y, además, con un hombre más joven que ella.

Siempre supo que hacía bien en no fiarse. Pero esa noche, las cosas habían cambiado. La tenía bien pillada a esa golfilla. Se iba a enterar lo que era un hombre de verdad. Aunque de todos modos, tendría que ser prudente, Laura no era idiota. Tenía la suerte de vivir a cuerpo de rey aquí, no había que correr el más mínimo riesgo. De todos modos, confiaba en sí mismo, se sentía seguro de saber enfrentarse a la situación. Al llegar al rellano de la escalera del primer piso, se sintió un poco estúpido con sus zapatos en la mano. Entonces, se los volvió a poner y abrió la puerta de la habitación de Bébé. No se molestó ni tan siquiera en llamar a la puerta. Le quería demostrar que desde ese momento el que mandaba era él y ella tenía que estar a su disposición.

Se esperaba encontrarla en la cama, por eso se sorprendió cuando la vio sentada en el escritorio.

—¿No te has acostado todavía?

Es lo único que acertó a decir. La vio enrojecer violentamente al tiempo que negaba sacudiendo la cabeza.

—Estaba haciendo mis deberes de mates. No he tenido tiempo de hacerlos esta tarde...

Con los ojos como platos le vio como cerraba la puerta tras él. No había entrado nunca en su habitación. Se quedaron mirándose a los ojos. Rígida de hostilidad, ella le sostuvo la mirada. El tuvo la sensación de que se le volvía a escapar.

—¿Qué quieres, Beau-P'? ¿Por qué has venido?

—Tengo que hablar contigo. ¿Has olvidado lo que ha pasado en la cocina?

Ella bajó la cabeza y alzó los hombros enfurruñadamente.

—¿Y mamá? ¿Dónde está? —preguntó prudentemente.

—Abajo, Ernesto les está enseñando a hacer juegos de cartas.

Bébé parecía pensativa. Beau-P' no le dio la oportunidad de encontrar una excusa. No se fiaba un pelo de esa pájara. Con esa pinta de tonta de no haber roto un plato, sabía muy bien lo que hacía.

—He estado pensando en lo que ha pasado... en la cocina. Y sobre todo, en lo que me has contado sobre tu hermano. Como te daba por el culo y todo eso.

Con satisfacción, vio como Bébé se mosqueaba y prosiguió:

—Creo que es mejor que le diga todo a tu madre. No es prudente a tu edad dejarte hacer esas cosas con tu hermano. Conviene separaros a Bertrand y a ti, no es sana esta situación...

A medida que iba hablando, veía como se le descomponía el rostro a Bébé. Si en algún momento creía que podía enfrentarse a él, acababa de echarse para atrás en un segundo.

—¿Lo entiendes? Si lo hago es en tu propio interés. ¿No te das cuenta que esos cabrones se están aprovechando de ti?

—¡Oh, Beau-P'! Te aseguro que no, yo estoy de acuerdo. No me han forzado jamás —protestó Bébé con voz trastornada.

—Pues entonces, es aún peor, dijo Beau-P', las cosas son como son, se os acabará pinchando la pelota haciendo este tipo de cosas. Un hermano que da por culo a su hermana, es que no puede ser. Incluso yo que soy bastante abierto en materia de sexo, me parece una pasada. ¡Te tengo que proteger contra ti misma!

Enloquecida, Bébé, se levantó de un salto de la silla y corrió hacia su padrastro agarrándole por los brazos.

—¡Oh, no! Beau-P', ¡no, por favor, te lo suplico! Le imploraba ¡no se lo digas a mamá! ¡Beau-P', por favor, te lo ruego! ¡Dijiste que seríamos amigos!

Beau-P' se la quitó de encima violentamente, empujándola con una sarcástica risotada.

—¿Amigos? ¿Pero tú has visto cómo me has recibido? yo que venía a tu habitación a desearte buenas noches. ¡Seguro que preferías que hubiera sido tu hermano!

Sollozando, su hijastra volvió a la carga y se pegó a él para enternecerle; viendo que se quedaba frío como el hielo, cayó de rodillas y se abrazó a sus piernas.

—Beau-P', Beau-P' —sollozaba—, no se lo digas a mamá. Ya sé que he hecho mal. Lo siento, Beau-P', no lo volveré a hacer. Podrás venir a mi habitación cuando quieras. ¡Te lo prometo! ¡No me volveré a poner de morros contigo! ¡Te lo juro, Beau-P'! ¡Te lo juro por la virgen!

Tenía la cabeza a la altura de su bajo vientre e inclinó la nuca hacia atrás para suplicarle; las lágrimas caían sobre sus mejillas. Una erección prodigiosa levantó el pene de Beau-P'. ¡Dios, cómo le gustaba esa chiquilla! Sin suavidad alguna, se agachó y la agarró por sus senos, tan ferozmente que la hizo gemir, y teniéndola así agarrada por las tetas, la puso de pie.

—¡Para ya esta comedia! ¿vale? Y deja a la virgen donde está.

Beau-P' odiaba que mezclasen la religión con estos asuntos de sexo. Tenía un cierto pudor en este tema.

—¡Vale, Beau-P'! ¡Vale! —asintió Bébé—, estoy de acuerdo con todo lo que tú quieras, pero no se lo digas a mamá. ¡Ay, me haces daño! Me aprietas demasiado, Beau-P', me vas a hacer cardenales, así.

Aflojó un poco la mano esbozando una leve sonrisa. Él le manoseaba el pecho y ella se dejaba hacer, inerte.

—¿Te acuerdas del verano pasado? ¿Cómo me enseñabas adrede tus tetas, para ponerme cachondo?

Ella bajó los ojos y se mordió el labio.

—Hice mal, Beau-P', es verdad, lo hacía adrede para fastidiarte.

—¿Y por qué me querías fastidiar, me lo puedes decir? ¿Por qué te empeñabas en pasearme tus tetas y tu culo por las narices en cuanto nos quedábamos a solas?

—No lo sé, Beau-P'. Hay veces que me da por esas cosas. Me entran ganas de ser...

—¿De ser?

—De ser mala... ¿entiendes lo que quiero decir?

—¿Cómo con Jérôme, en la cocina?

Bébé no respondió

—¿Sabes lo que mereces? —le dijo Beau-P' con voz ronca.

Ella sacudió la cabeza sin atreverse a mirarle.

—¿Sabes lo que se merecen las jovencitas malas como tú? —prosiguió Beau-P', cuya voz se iba volviendo cada vez más ronca.

Ella alzó la mirada hacia él y se quedó fascinada por la expresión de su padrastro. Lentamente sacudió de nuevo la cabeza.

—Una paliza —murmuró Beau-P'—, eso es lo que merecen las niñas malas, una paliza en el culo desnudo...

Un estremecimiento tórrido recorrió el cuerpo de Bébé. Beau-P' la cogió del brazo y la arrastró hasta la cama.

—¿Aquí? —musitó Bébé—. ¡Oh Beau-P'! ¿Aquí? ¿Pero, ahora? Venga, no lo estarás pensando de verdad, ¿no?

—¿Prefieres que baje a hablar con tu madre?

—¡Oh, no, Beau-P'...! ¡Oh, no! Pero... no es prudente, Beau-P' Te lo aseguro. Si mamá...

—¡Quítate las bragas! ¡espabílate! Me esperan abajo para echarnos una partida de póquer.

Bébé se mordió el pulgar.

—No... no me las he vuelto a poner, Beau-P'... las bragas. Desde entonces, quiero decir...no llevo bragas.

—Es verdad, me olvidaba —dijo riendo su padrastro. Le dio la vuelta y le enseñó la cama.

—¡Sube encima y descúbrete el trasero!

—¡Oh, Dios mío!, Beau-P... ¿Pero qué me estás pidiendo? ¡Me da tanta vergüenza...!

—¡Haz lo que te digo!

Bébé se puso de rodillas sobre la cama, se echó hacia delante y se arremangó el vestido. Cuando se descubrió el culo, un calor intenso le invadió todo el cuerpo y pegó un grito ahogado.

—Ábrete de piernas —rugió Beau-P'—, abre bien las nalgas ... mete los riñones... Tiene que estar todo bien abierto, todos estos agujeros. ¡Déjalos respirar!

Con mano firme, cogiéndola por la nuca, la forzó a postrarse hundiéndole la cara en la almohada. Se enloquecía viéndola sometida con el culo en pompa, las piernas separadas y todos los pelos al aire. Lo que ignoraba era que ésta era la postura que Bertrand le hacía colocarse para darle por el culo. Empezaba a ponerse cachondo. Intrigado, su padrastro le tocaba el ano y el sexo. Estaba ardiendo y no tuvo necesidad de «abrirla», ya se «abría» ella sola. Su ano, su sexo, se dilataban ampliamente, como si fueran empujados desde dentro.

—Vas a recibir tu paliza. No creas que no te la voy a dar. Quédate así, sobre todo no te muevas.

—No me moveré, Beau-P'... ¡Oh, Dios mío, pero tienes que estar viéndome todo!

¡Verle todo, decía! era evidente que no podía esconderle gran cosa. Entre los pelos del sexo, las mucosas rosadas de la vulva, completamente mojadas por las secreciones, se abrían pegajosas, y en el centro del ano, podía incluso ver florecer una especie de aureola roja, la carne secreta de sus tripas. Sentándose en el borde de la cama, con un nudo en la garganta por la emoción, Beau-P' se subió las mangas hasta el codo. Y, voluptuosamente empezó a azotar las nalgas de la jovencita. Le daba pequeños cachetes secos que le hacían balancear sus carnes. Se regocijaba con cada cachete que asestaba en su trasero distendido, viendo como reaccionaba el sexo abierto, completamente mojado, invadido por espasmos rápidos. Desde que su mano le azotaba, la vagina y el ano de su hijastra se volvía a cerrar con miedo, pero inmediatamente después se volvía a abrir con más avidez aún.

Divertido y excitado por este espectáculo, imprimió más fuerzas a sus azotes. Golpeaba ahora los muslos, aumentando los golpes más y más.

—¡Oh Dios mío! —sollozaba Bébé (era de tensión, de excitación que sollozaba, no de dolor, por más que Beau-P′ la azotase ahora, le producía un placer terrible, tenía las carnes completamente congestionadas)—. ¡Oh Dios mío!... Beau-P′, cuidado, no hagas tanto ruido... Mamá nos va a oír...

—¿Te gusta esto, eh? —reía con sarcasmo Beau-P′ azotando ferozmente la entrepierna, arrancándole un grito de sorpresa que ella ahogó mordiendo la almohada—. Ya sabía yo que te gustaría la paliza, ¡guarrona! Te voy a enseñar yo a chupar a los chicos ¡maldita zorra!

De nuevo la golpeaba en plena raja y notaba la carne húmeda y brillante de las mucosas abrirse en la palma de su mano. A cada azote Bébé emitía un alarido ahogado y mordía salvajemente la funda de la almohada. Una ebriedad sombría se extendía por su cuerpo y dejándose embriagar por ésta, le golpeaba cada vez más fuerte.

—Mira la guarra que me ha enseñado su raja hace un rato estando la madre al lado...

—¡Oh Beau-P′, Beau-P′... era para que no dijeras nada! ¡Ay, menos fuerte, por favor... hace demasiado ruido! ¡Nos van a oír! Tengo en el trasero al rojo vivo...

¡ay! Me quema por todas partes, Beau-P' ¡Nunca había sentido nada igual! Era como si hubiese tenido un ataque de nervios.

Terriblemente excitada, Bébé recordaba haber oído salir de la habitación de su madre unos ruidos iguales a estos que abrumaban sus orejas cada vez que la mano de Beau-P' se abatía violentamente sobre una de sus nalgas o sobre su entrepierna. Siempre se había preguntado de qué se podía tratar. Se daba cuenta ahora que Beau-P' daba palizas a su madre. Este pensamiento la perturbó horriblemente. Nunca antes, cuando jugaba con sus primos o con su hermano había sentido tal estado de excitación. Tenía el culo literalmente ardiendo, y entre sus muslos era aún peor.

—Beau-P', Beau-P' —gimoteaba ella—, te lo suplico ¡para ya! me vuelvo loca y... ¡tengo miedo de que mamá nos oiga!

Parecía que por fin se daba cuenta del peligro que corrían si se dejaba llevar de tal manera; no podría contenerse más y corría el riesgo de pasarse de la raya. Pensó en los demás que le esperaban abajo. Esperemos que Ernest los esté entreteniendo suficientemente con sus juegos de cartas.

—Quédate así... enséñame el trasero.

—Sí, Beau-P', sí, ¡te lo enseño! ¿lo ves bien? Soy buena, ¿verdad? ¡Mira cómo te lo enseño!

Arqueando tremendamente los riñones, Bébé forzó para que saliesen las carnes internas de su sexo de tal modo que los labios de su vulva se volvieron hacia fuera ligeramente lo que provocaba una enorme raja rasgada y brillante entre sus pelos.

—¿Lo ves bien, Beau-P'? Di, ¿lo ves bien?

—Y ¡cómo! ¡Qué vergüenza! ¡Completamente abierto y mojado! ¡Está lleno de jugo! ¿no te da vergüenza, niña mala?

Le pasó el dedo por la raja y le comprimió el clítoris

—¡Aaaaaahhhhh...! hacía Bébé ¡Rrrhhhaaaaahhh! ¡Ohhhhhh...! Suspiraba ella, Beau-P', Beau-P' ¡Por Dios del cielo!!

Miraba el jugo que corría a lo largo de su raja tumefacta por los azotes. Su hijastra se contoneaba con el culo enrojecido; en una especie de llamada, su ano se dilataba como la corola de una flor.

—Y el agujero de atrás —susurraba ella—, ¿lo ves también? ¡Oh si supieras como me escuece! ¡Parece que tenga fuego dentro! ¡Ay me has azotado tan fuerte...! ¡Qué malo eres conmigo, pero qué malo...!

—¿Malo contigo? ¿Me tomas el pelo? Lo que acabas de experimentar no es más que el aperitivo. Espera a que estemos solos, únicamente los dos, en la casa. Nada más que tú y yo. ¡Ya verás como me voy a ocupar de tu culo enorme!

—¡Ay sí, Beau-P'! —aprobaba Bébé con voz encantada—. ¡Oh, sí! Podrás ocuparte debidamente. Te dejaré que me pegues una paliza tanto como quieras. Pero habrá que tener cuidado con Bertrand, no vaya a decir nada a mamá. ¿Me lo prometes, Beau-P'? Bertrand no puede saber nada de eso, ¿vale?

—Ya veremos —gruñía Beau-P'—, me lo pensaré. Y ahora baja de la cama, zorra y ponte de rodillas. Te voy a dar el postre, ahora.

VI. La mamada

Bébé se puso de nuevo de pie y alzó los ojos con adoración hacia su padrastro. Estaba roja como un tomate y su boca estaba completamente hinchada.

—¡Ay! Me has pegado tan fuerte en el culo Beau-P' —dijo haciendo un puchero al tiempo que se tocaba la nalga con cuidado—. Me has hecho mucho daño. ¡Tengo el culo ardiendo!

Bajó los ojos

—Y me has visto todos los agujeros... Me has tocado por todas parte Beau-P', completamente por todas partes, malo, Beau-P'.

Una risita confusa salió de su garganta.

—¿Te has aprovechado bien, eh? No era sólo por darme una paliza. He notado bien tu dedo dentro de mí... No sólo por detrás, también por delante. ¡Lo he sentido muy bien!

—¿Cómo te atreves? ¡Pero qué descaro tienes! ¡Ya te enseñaré yo! Ponte de rodillas, ¿me oyes? Enseguida y pídeme perdón.

Como si no hubiese esperado otra cosa, Bébé cayó de rodillas inmediatamente delante de su padrastro

—¡Perdón! Beau-P', ¡perdón! No lo decía para quejarme, te lo aseguro. ¡No lo haré más! ¡Te juro que no lo volveré a hacer!

—¿Y qué otra cosa harás, entonces? ¿Me lo quieres decir? ¡Baja tu brazo! Pon tus brazos en la espalda.

Bébé obedeció; ya con las manos en la espalda, se arqueó hacia atrás para sacar el pecho, pero manteniendo la mirada baja. Se quedó muda un corto lapso de tiempo, como si estuviese reflexionando en la pregunta de su padre.

—No volveré a chupar a mis primos en la cocina, Beau-P' —susurró finalmente—. Te lo prometo. Ni en la cocina, ni en mi habitación, ni en el jardín. Ni tan siquiera en la ducha, Beau-P'. En ninguna parte.

—¿Y qué más?

Riendo nerviosamente, Bébé se llevo el pulgar a la boca y lo mordisqueó. Sus ojos se quedaron fijos, como los de una muñeca. Justo, en sus propias narices, Beau-P acababa de empezar a desabrochar su bragueta. Sin prisa alguna. Bébé, temblando de impaciencia, le miraba lo que iba haciendo.

—Y... —murmuró—, no volveré a dejar a mi hermano ni a ningún otro chico meterme su cosa en mi trasero. Te lo prometo, Beau-P' ¡Nunca más! ¡Aunque insistan, les diré que no! E incluso si como hacen a menudo cuando no quiero, me cogen entre varios y mientras uno me sujeta las manos, el otro me baja las bragas y un tercero me separa las nalgas para metérmela a la fuerza. Pues, nada ¡no volveré a permitirles que me violen, Beau-P'! ¡Te lo prometo!

Se calló y se sacó el dedo de la boca; en sus narices su padrastro acababa de meterse dos dedos dentro de su pantalón.

—¿Y qué más? —le preguntó.

—No volveré a hacer ningún comentario si me tocas

los agujeros mientras me pegas —susurró Bébé mientras iba abriendo los ojos como platos—. Y... Beau-P', no volveré a ponerme de morros cuando vengas a mi habitación. Podrás venir tanto como quieras, Beau-P' y hacerme todo lo que quieras.

—¿Todo lo que quiera?

—¡Sí, todo, Beau-P'! ¡Absolutamente, todo! ¡Te lo juro! ¡Sólo me lo tienes que pedir! ¡Ni tan siquiera, tan sólo tendrás que decirme lo que quieres! Cómo quieras que me ponga, si me tengo que quitar las bragas para que me puedas castigar mejor y todo lo demás. ¡Haré todo lo que quieras, Beau-P'!

Se calló súbitamente y su cara reflejó un estupor sin límite. Un gemido de placer tembló en sus labios.

—¡Oh, por Dios, Beau-P'! ¡Oh, por Dios, pero...! ¡Oh Beau-P', Beau-P'! ¡Pero qué gorda la tienes, madre mía! ¡Sí qué es gorda! A ver enséñamela toda entera, Beau-P'. Sácatela bien... ¡Oh Dios mío! No te miento si te digo que no había visto ninguna tan gorda.

La herramienta que su padrastro acababa de sacarse del pantalón tenía en efecto dimensiones tan impresionantes que Bébé apenas podía creer lo que sus ojos veían. Con una punzada en el corazón de envidia, comprendió porqué su madre estaba tan loca por su segundo marido. Éste era el motivo por el que conseguía ponerla en ese estado.

—¿Has visto esta tranca? —se vanagloriaba Beau-P'—. Mira bien...

Entre dos dedos, se pellizcaba la punta de su verga y se echó la piel hacia atrás para pelarse el glande.

—¡Oh sí, Beau-P'! ¡oh sí, sácate el capullo, me gusta muchísimo cuando los chicos se lo sacan, está todo rojo… es asqueroso, pero ¡me encanta! ¡Ay, Señor qué gordo es el tuyo! Tu capullo, quiero decir ¡qué rojo está, madre mía!

—¿Te gusta mi armatoste? ¡Es un colt 36! ¡Es un Pitón 357! Es de gran calibre: bastante diferente al 6,35 con el que estás acostumbrada a jugar… mira un poco esto, ¿eh?

El capullo brillaba bajo la luz de la lámpara de la mesita de noche como un trozo de brasa al rojo vivo.

—¡Oh, Beau-P'! ¿Puedo? ¿Me dejas?

—La puedo tocar un poco, Beau-P' ¡Por favor! ¡Sólo un poco!

Levantó la mano temblorosa y esperó el permiso de su padrastro. Él se acercó hacia ella y ella agarró ávidamente el grueso tronco de carne. Pegó un grito de alegría.

—¡Pero qué duro está, además, qué pasada! ¿Puedo? ¡anda! ¿puedo, Beau-P'?

—Claro, puedes jugar con ella ¡te la presto!

—¡Oh, me gusta tanto esto, Beau-P'!... ¡tanto! que me entra un calor por todo el cuerpo cuando los chicos me dejan tocársela. Qué contenta estoy que seamos amigos ahora, tú y yo. ¡Nos vamos a divertir de lo lindo! Pero a espaldas de mamá.

En pleno éxtasis, le palpó con las dos manos los huevos y la polla enorme con la punta al aire. No se cansaba de tocársela. Con curiosidad, pellizcaba con suavidad la carne elástica y húmeda de su glande desnudo.

—Es la parte que prefiero, Beau-P', este trozo gordo y rojo de aquí… Les hace pegar un respingo, cada vez que les toco ahí, a los chicos… —dijo conteniendo la risa—. A ti te gusta también que te toquen el nabo ¿verdad?...Siento cómo se mueve ¡mira! ¡Oh! ¿Puedo, Beau-P'? ¿Puedo... con la punta de la lengua?... sólo una vez.

—Claro que puedes —asintió Beau-P', que empezaba a perder verdaderamente el norte—. La puedes lamer tanto cómo quieras... es para ti esta gran piruleta. ¡Sólo para ti!

¡Dios mío! Esta chica le volvía loco, completamente loco. Era una auténtica zumbada de las pollas. Nunca había visto otra glotona igual. Con los ojos fuera de las órbitas, la miraba como sacaba su lengüecilla rosa y tan fina como la de una gata, y empezó a lamerle el capullo por debajo. Una exquisita sensación le cosquilleaba la mucosa y le subía por la médula espinal antes de llegar a explotarle en la nuca. Sentía cómo los dedos de los pies se abrían y se aplastaban contra la suela del zapato y cómo transpiraba.

—¡Oh, Beau-P'! no me puedo aguantar más, me la tengo que meter en la boca, me la tengo que meter toda... ¿Me dejas? ¡anda! ¡Me muero de ganas! Y no tengas miedo, no te la morderé. Estoy acostumbrada.

Sin esperar, abrió la boca con voracidad. Cuando vio brillar el esmalte de sus dientes nacarados, Beau-P' se echó para atrás instintivamente. Un escalofrío de aprensión le heló la sangre. Esta idiota parecía tan fuera de sí, que, de repente, tuvo miedo que le clavara los dientes en el glande y tuvo un impulso de rechazarla. Pero fue más rápida que él y se la tragó hasta el fondo. Beau-P' se quedó sin respiración. No podía ser lo que estaba pasando, debía de estar soñando. ¡Qué suavidad de terciopelo, esa boca! ¡Qué caliente y rica! ¡Era como si se derritiese! ¡Qué bien movía esa lengua increíble! Tenía escalofríos por todo el cuerpo, le venían por ráfagas, como una crisis de paludismo. Le sorbía el alma, esta caníbal, la vaciaba de su sustancia. Sollozaba de éxtasis y le acarició la cabeza con devoción.

No estaba haciendo teatro, se notaba que esto le gustaba a ella. Se estaba poniendo morada. ¡Hasta las cejas! Le agarraba los huevos con las dos manos y se metía la tranca hasta la garganta. Podía sentir su campanilla en el glande, se preguntaba cómo hacía para no asfixiarse. Para que entrara mejor, ella se echaba hacia atrás pellizcándola con los labios, se deslizaba vertiginosamente. ¡Era una cosa divina! Cuando estaba casi fuera, cuando ya no quedaba casi nada dentro, y que los labios, a modo de un anillo elástico y caliente, le ceñían el glande hinchado y a punto de reventar. Le empezó a lamer con la punta de la lengua el agujerito de la punta de su polla. Tuvo la sensación de que su corazón se le salía del pecho. ¡Era demasiado!

—¡Despacio, Bébé! ¡Despacito! —le imploraba—, tómate tu tiempo, mi niña... ¡No tenemos que apagar ningún fuego! ¡No tenemos que coger ningún tren!

¡Claro! Ahora entendía porqué todos los chicos del barrio venían constantemente como una jauría de perros en celo. Los tenía que volver locos, a los muy morbosos. Tenían que soñar día y noche con esa boca de terciopelo. Si seguía así, seguro que acabaría dándole un infarto. De repente, ahora que le repasaba la punta del capullo, Beau-P' se acordó de lo que le había contado sobre los chicos que le quitaban la braguita para darle por culo a la fuerza. Se dio cuenta de que él también podría metérsela, esta maravilla. Bastaría ir despacito, visto la dimensiones del armatoste y ella seguro que no diría que no. Tenía fuertes sospechas que debía ser tan glotona por el culo como por la boca. Volvió a pensar en el ano hinchado que se abría como una flor cuando la había azotado.

¡Dios mío! se dijo aunque tuviese que reventar en este mismo momento de un paro cardiaco, aunque fuese la última cosa que hiciera en este jodido mundo, tenía que dar por culo a este pedazo de zorra. ¡Tengo que reventarle el culo! Si no, no habré vivido para nada... ¡Ahrrrggghhh!

¡Le mordisqueaba! La muy zorra le mordisqueaba y era insoportablemente delicioso; ahora ya no tenía la más mínima angustia. Sabía hacer uso de sus dientes, era una artista, no perdería el norte. Sus dientes diminutos le picoteaban a velocidad increíble. Esa sensación era un milagro increíblemente maravilloso. Nunca había conocido nada igual antes. ¡Ni tan siquiera con las putas más reconocidas! ¡Ni con las campeonas de las mamadas! ¡Ni con aquellas que cobraban tres veces la tarifa de una sesión de mamada!

—¡Ay, sí, sí...! ¡Con los dientes...! ¡Con tus dientecillos...! —gemía ridículamente Beau-P', meneándose contorneándose, como un bailarín de salsa.

Le daría por el culo más tarde, ahora, tenía que aprovehcar el momento. Y de repente, le vino, por detrás, por debajo; venía de lejos, del fondo de sus riñones, se inflamaba como una ola de fuego, le levantó sobre la punta de los pies, como una bailarina. Se sacudía los brazos.

—¡Oh, no, no! —le suplicaba— ¡Ay, ostias! Me voy a correr, lo noto, me corro ¡te voy a llenar la boca!

Enseguida, Bébé se la sacó de la boca.

—¡Oh, no, Beau-P'! —le suplicaba ella—, te lo pido por favor, aguanta un poco, todavía no, no enseguida. ¡Me apetece guardármela un rato más en la boca!

—Demasiado tarde —jadeaba su padrastro, cuyos ojos se le salían de las órbitas—, está subiendo, date prisa ¡Por Dios! ¡Estoy a punto! Me voy, rápido, vuelve a metértela en la boca. ¡Rápido!

—¡Pero, me apetece seguir chupándotela!

—Me la podrás chupar luego, tanto como quieras, pero ahora tengo que correrme. ¡Es urgente!

Bébé observaba con desconfianza el grueso capullo que se agitaba, de aquí para allá, al ritmo de los espasmos que sacudían la verga.

—Dices eso, pero cuando esté blanda, ya no querrás que te la chupe. ¡Todos los chicos sois iguales!

—Yo no soy como ellos, yo te dejaré, te lo juro.

—¡Vale, estupendo! Dijo Bébé aplaudiendo.

Y se echó a reír, encantada de la vida.

—¿Me lo juras? ¿Me la dejarás? ¡Me encanta! Déjame decirte que cuando está blanda y se vuelve a poner dura dentro de mi boca, es lo que prefiero... Qué estupendo es hacerlo contigo, es mucho mejor que con los otros. ¡Venga, métemela y échamelo todo en la boca!

Cogiéndola con las dos manos, se la metió hasta el fondo y la chupó. Había llegado el momento. En una prodigiosa descarga sintió su propia sustancia que se le arrancaba de sus entrañas. Un relámpago blanco le cruzó la cabeza. Seguidamente, otro chorro de esperma, tan generoso como el primero salió disparado fuera de él. ¡Estaba a punto de reventar! Desde más allá de su éxtasis, pasmado, sintió que su hijastra iba tragando lo que le lanzaba, chorro tras chorro. La mamaba como un recién nacido, y ella se lo tragaba todo. Cuando, finalmente una última sacudida le hizo boquear, y cuando ya no le quedaba nada más en sus pelotas, ella consintió en liberarle.

Cogiéndola en la mano, como un enorme plátano demasiado maduro que empezaba a ablandarse, le estiró adelante y atrás el prepucio sobre el glande que brillaba por el fluido.

—¿Has visto? Me lo he tragado todo. ¡Mira! no es broma.

Abrió la boca de par en par para enseñársela y sacó la lengua hacia fuera como cuando vas al médico. Vio una gota de esperma que brillaba en la campanilla.

—¡Caray! ¡Cuánto tenías, qué bárbaro! ¡Me he puesto las botas! ¡Me encanta! Cuando sale así, con tanta fuerza. ¿Has visto lo blanda que está ahora? ¡Pero qué mala!

Con una risa infantil, Bébé agitaba la gruesa verga, ahora flácida, de izquierda a derecha. Una última gota de esperma se le salió por el agujero del glande.

—¡Oh! todavía queda una gota. Dámela ¡corre! Es para mí.

Incrédulo, la vio recoger la gota con la punta de la lengua. ¿Le gustaba realmente eso?; era bastante raro, incluso entre las mejores mamonas, encontrar a chicas que les apeteciese el gusto del esperma. Siempre acababan escupiendo en un pañuelo con gesto remilgado, y diciendo que era pegajoso, resbaladizo, que era asqueroso; ella, no, desde luego ¡se relamía!

—Y aquí también ¿sabes? Me gusta lamer... aquí debajo, cuando está dura...

Le agarraba el rabo con una mano, con la otra le levantaba las pelotas mientras se ponía a rebuscar con la lengua entre los pliegues de la piel vellosa para chuparle el sudor. Tuvo un temblor histérico.

—Te lameré hasta el agujero de tu trasero Beau-P', si quieres. ¡Hay chicos a quienes les gusta eso! ¡Anda, dámela ahora! Aunque esté blanda, todavía tengo ganas. Métemela bien dentro. Quisiera tragármelo todo, hasta estas cosas gordas de aquí…

Se atiborró con ese pedazo de carne y se puso a mordisquearle la polla emitiendo gruñidos ahogados.

VII. Escena de trío

De rodillas frente a su padrastro, sujetándole los cojones con las dos manos, Bébé le chupaba con voracidad. Bajó la lengua, a medida que la repasaba, podía sentir como la polla flácida se iba despertando. Beau-P' se dejaba hacer. Abandonados al placer, habían cerrado los ojos para concentrarse mejor. Por eso no vieron que la puerta se abría; además, estaban tan absortos con las sensaciones que experimentaban, que no oyeron tampoco aproximarse a Laura.

—¿Estás ahí, Beau-P'? ¿Por qué no estabas en el jardín? dijo ella. ¡Anda que no es divertido tu primo! Es un cachondo... Pero... pero ¿Qué estás haciendo? ¿Pero qué haces de rodillas, Bébé?

La farmacéutica se quedó repentinamente petrificada por el horror. Su propia hija... su marido...

—Pero... pero... ¿qué están viendo mis ojos?... ¡Beau-P'! ¡Bébé! ¡Parad inmediatamente!

Embriagado por el éxtasis, Beau-P' entreabrió perezosamente los párpados y se volvió hacia su mujer, pero tan lentamente como si la escena hubiera sido rodada a cámara lenta. Era como en esas novelas de ciencia ficción que le gustaba tanto leer, cuando la gente no está en el mismo «plano temporal». Laura y él ya no estaban en el mismo espacio de tiempo.

—¡Dios mío! —pensó perezosamente, pues sí, era Laura. ¿Qué narices hacía allí? ¿Y por qué estaba tan furiosa?— No hacemos nada malo, tan sólo hago que me chupen un poco el caramelo.

Le entraron ganas de echarse a reír estúpidamente, desde el fondo de su extraño aturdimiento. Con la misma lentitud, Bébé que había percibido ella también, en el fondo de la nebulosa tibia en la que estaba sumergida, el grito estridente de su madre, dejó caer fuera de su boca el grueso pene de su padrastro con un sentimiento de frustración. ¿Por qué esta tocapelotas venía a molestarles justo ahora, cuando empezaba a ponerse dura en la boca? se dijo mientras miraba a su madre con aire reivindicativo.

Ésta, que contemplaba horrorizada las nalgas desnudas de Bébé, se extrañó del enrojecimiento de ambos. Estábamos en invierno, al menos no se habían podido achicharrar con el sol; después avistó las pelotas de su marido relucientes por la saliva. Un segundo grito de indignación salió de su garganta y les hizo pegar un respingo a ambos. Esta vez estaban bien despiertos. Bébé se enderezó de golpe y reculó temerosamente hacia la cama. Furiosa, Laura dio un puñetazo en el pecho de su marido que reculó titubeando, estupefacto por la violencia del choque.

—¡Qué cabrón! ¡Qué cabrón! ¿Con qué ibas a echarte un pitillito en el jardín, eh? ¡Con mi propia hija! ¡Bajo mi mismo techo! ¡Y con una menor!

—¡Aahh! No creas que esto se va a quedar así. ¡Ni lo sueñes! ¡Te llevaré a la cárcel!

—Pero mamá —dijo Bébé—, no soy una menor de verdad ¡ya tengo quince años!

—Le dio a Bébé una bofetada de tal calibre que la hizo girar sobre sí misma. Ésta cayó en la cama de nalgas y gesticulando por el dolor a causa de su trasero todavía afectado por la reciente paliza. Echándose la mano a la espalda, gritó:

—¡No me pegues, mamá! ¡No me pegues! ¡Tú no me has pegado nunca!

Se puso a sollozar como una niña.

—¡Es que me habéis hecho mucho daño! Le espetó su madre ¡No tienes la más mínima vergüenza!

—¡Pero es que me ha forzado, mamá! ¡Te lo juro! Es él quien me ha forzado. Mira como no miento... Me ha dado una paliza.

Se giró y enseñó a su madre el trasero encendido.

—¿Has visto como no miento? Mira como me acaba de dejar. Tengo el trasero completamente inflamado y me arde que ni te imaginas.

La muy guarra, pensó Beau-P', cómo cambia de chaqueta cuando le interesa. ¡Claro, se ha olido la tostada! Con los ojos fuera de las órbitas, la farmacéutica miraba con horror el trasero escarlata. Se volvió hacia su marido.

—¿Has hecho esto tú? ¿Has pegado a mi hija para obligarla a hacer... a hacer estas guarradas?

—¿Cómo? —se indignó Beau-P'. (¡Tampoco era cuestión de exagerar!)— No le hagas caso. Es verdad que le he dado una buena tunda, pero es que se la merecía. ¿Sabes lo que he visto cuando he llegado con Ernest? Menos mal que él no ha visto nada. Se habría hecho una idea un tanto extraña de esta familia. ¡Estaba comiéndole la polla a Jérôme en la cocina! ¡Lo que oyes! Por eso la he querido corregir, para que aprenda a comportarse. ¡Y si sólo fuera Jérôme! Todavía no sabes lo peor...

Se contuvo a tiempo, en el momento en que iba a hablar de Bertrand y de la confesión que le había hecho Bébé sobre su relación incestuosa. ¿Qué le hizo callarse? No sabría decir el porqué, sin embargo estuvo a punto de soltarlo aunque se había parado a tiempo. ¿Por qué? ¿Solidaridad masculina? Al fin y al cabo el hermano hacía bien en beneficiarse de esta marrana. Habría hecho lo mismo de haber tenido una hermana con un culo tan caliente. Hermana o no, uno no puede pensar en esos casos. La cosa es meterla.

Pensaba a toda velocidad ahora, su mente iba a cien por hora. Nunca había tenido las cosas tan claras. Era su suerte la que estaba en juego. Al no hablar de Bertrand, se guardaba un as en la manga para usarlo en el caso de que las cosas se torcieran verdaderamente.

—¿Has hecho eso? ¿Con tu propio primo? —se horrorizó Laura. Por el morro enfurruñado que ponía al alzar los hombros su hija, supo que su marido no mentía. Beau-P' aprovechó para meter más cizaña al sentirla flaquear.

—¿Y en el salón hace un ratito? —prosiguió— ¿te acuerdas cuando subió para, digamos, ir al baño?

Bébé lanzó una mirada llena de odio a su padrastro. Laura Desjardins asintió lentamente con la cabeza. Se acordaba perfectamente que también le había extrañado. ¿Y qué?

—Pues que subió para quitarse las bragas, no para mear. Luego, además, no paró de enseñar el potorro, incluso estando tú delante. ¡Tendrías que haberla visto cómo se abría de piernas! Cuando te fuiste con Ernest a arreglar el delco del coche, se subió el vestido hasta el cuello para enseñármelo mejor.

—¡Está mintiendo, mamá! ¡Es él el que me lo ha subido!

—¿Y las bragas? —preguntó su madre.

Bébé agachó la cabeza

—Las bragas, es verdad, me las había quitado. Era para que no dijese que me había visto con Jérôme. Pensé que si le enseñaba mi coñito, no diría nada..., pero no le bastó con solo verlo, también quiso tocarlo.

Descompuesta, Laura Desjardins miraba primero a uno y luego al otro alternativamente. Su cabeza iba y venía de un lado a otro como el que asiste a una partida de ping-pong.

—Si no he dicho nada —se quejaba su marido—, ha sido porque estaba Ernest delante y no quería aguar la fiesta, pero te lo iba a decir. Para eso he subido, para decirle que no le iba a servir de nada enseñarme el culo, que, de todos modos, te iba a decir la verdad. ¡Y que por ahí no pasaba!

¡Qué pusilánime! Pensó Bébé ¡Mírale cómo se acoquica, cómo se chafa! El hastío le invadía el alma.

—¿Y este verano? —se acordó Beau-P' cuando hacía tanto calor—. ¿Sabes lo que hacía? Desde que te ibas, en el minuto mismo en que salías por la puerta, se ponía en pelotas, y venía a pasearse delante de mí con el culo y las tetas al aire. ¡La habría matado a esta maldita marrana! Lo hacía adrede el enseñármelo todo. Ponte en mi lugar, al fin y al cabo, no soy más que un hombre. Y bueno, a pesar de haber puesto todo el empeño en enseñarme su mercancía, no he cedido a la tentación. ¿Sabes por qué? Pues porque es una menor precisamente. Me dije, es una irresponsable, es una débil mental.

—¡Oh! —se indignó, Bébé.

—No me digas que no es verdad que te paseabas en pelotas.

—¡Bueno, para empezar sólo me quitaba el sujetador!

Esta confesión indirecta hundió a su madre, que se dejó caer sobre la cama. Beau-P′ triunfó sin modestia alguna.

—Tendrías que haber visto las bragas que llevaba ¡transparentes y todo! Las llevaba metidas por el culo adrede; era peor que si fuera completamente desnuda.

—Cállate —dijo Laura en voz baja—. Cállate, por favor. Ya he escuchado demasiado.

Por el aspecto lastimoso de Bébé, veía que Beau-P′ no inventaba demasiado, aunque hubiese añadido algo. Su propia hija... Una desvergonzada. De todos modos, eso no excusaba a su marido.

—Te juro por lo más sagrado —dijo Beau-P′—, que subí con la mejor de las intenciones. Tan sólo quería darle una buena por haberme provocado enseñándome el coño. Y no te vayas a creer que en lugar de ponerse a llorar, se puso a contonearse y a abrir el culo. ¡Lo estaba pidiendo a gritos, está chalada!

Laura bajó la mirada; conocía de sobra los efectos eróticos de las palizas de su marido. Bébé debía de haber heredado eso de ella. Se sintió culpable de haberle transmitido esa herencia genética.

Además, se apreciaba en la voz de Beau-P′ un tinte de verdad que no podía ignorar. Sabía perfectamente que Bébé tan sólo lloriqueaba cuando hacía teatro. No tenía el más mínimo aspecto de estar siendo forzada antes, cuando la encontró de rodillas a sus pies. Laura volvió a ver el gesto de su hija, aquella manera experta con la que sujetaba el enorme sexo con las dos manos, y cómo se hundían aquellas mejillas para aspirar mejor. ¡No, no tenía el más mínimo aspecto de estar siendo forzada!

—Me volví loco, ¡mierda! —gimió Beau-P' con un tono de voz lastimero—, ¡me volví loco! ¡Quien esté libre de pecado que tire la primera piedra!

—Cuando se lanzó sobre mi rabo, se lo podría haber impedido. ¡Es verdad! Pero me había puesto cachondo ¡mierda! No soy más que un hombre, al fin y al cabo. La he dejado que me la chupe ya que le gusta tanto...

—¡Cállate, Beau! ¡Ya basta, ahora! —gritó la farmacéutica levantándose—. ¡Ya he escuchado demasiado!

Se sorprendió por el sentimiento de desprecio que experimentaba por su marido. Por la indignación muda de su hija, podía ver que no decía toda la verdad. Pero su decisión estaba tomada, había que solucionar lo más urgente.

—El día menos pensado le harán una barriga, te lo aseguro —lanzó pérfidamente Beau-P'— ¡con lo calentorra que es! ¡Y TÚ TE CONVERTIRÁS EN ABUELA!

Acusó el golpe. ¡Abuela! ¡Con lo que a Laura le gustaba pasar por una jovencita! Horrorizada por el maquiavelismo de su padrastro, Bébé comprendió que su suerte estaba echada. Hizo un esfuerzo inconmensurable para ablandar a su madre.

—¡Soy virgen, mamá! —dijo atropelladamente—. Me lo hacen sólo por detrás. ¡No hay peligro!

—¿Por detrás?

Eso sí que ya era demasiado. ¡Ese «por detrás» era la gota que colmaba el vaso! Laura alzó los brazos al cielo.

Se sentía sobrepasada. Era mucho peor de lo que se imaginaba. Su propia hija se hacía sodomizar. Recuperando a duras penas la sangre fría, la farmacéutica señaló la puerta a su marido.

—¡Sal de aquí, Beau! ¡No quiero volver a verte! No eres más que un cabrón. ¡Quiero el divorcio!

Se puso blanco como la pared. ¡Mierda! Tendría que volver a trabajar de camarero ¡él, que odiaba eso! La vida nocturna, los borrachos. ¡Qué horror! Fastidiado, se dio media vuelta y salió.

—En cuanto a ti, te irás a un internado. Llamaré a mi sobrina Mimí. Me habló de una institución especial donde llevan a las niñas como tú para protegerlas de ellas mismas. Una escuela donde les enseñan a convertirse en buenas esposas y donde las curan de sus perversas inclinaciones. Conozco de vista a la directora. Tiene bastante buena pinta y parece que controla su negocio. Te encerraremos allí hasta que estés en edad de casarte. Puedes ir preparando las maletas. Mañana, a primera hora, saldrás para allá. No me apetece en absoluto que me hagas un bastardo.

Comprendiendo que nada más haría cambiar a su madre, Bébé se tiró sobre la cama y hundió la cara en la almohada mientras lloraba amargamente. Oyó como se cerraba la puerta… y cómo giraba la llave en la cerradura. Su madre la iba a encerrar de por vida.

VIII. El truco de la pimienta

En el pasillo, con la oreja pegada a la puerta, Beau-P' no había perdido una palabra de lo que había dicho su mujer. Si había dicho que metería a su hija en un internado, quizá le quedase una oportunidad de volver atrás en su decisión de divorcio. Conocía bien a Laura. Había hablado bajo la influencia de la cólera, pero la carne es débil y la tendría pillada por el culo. Bastaría con que manejase bien la situación. Una vez tuviese la jovencita a buen recaudo, Laura no temería la competencia y se dejaría engatusar más fácilmente. Cavilando duramente, bajó a toda prisa a la planta baja.

No quedaba nadie en el salón, las cartas aún estaban echadas sobre la mesa y la botella de licor había menguado considerablemente. Probablemente, Ernest le habría dado a la botella con demasiada alegría y teniendo en cuenta su falta de costumbre por su largo encierro carcelario, se debería de haber ido a la cama a dormir la mona. El chiquillo también debía estar durmiendo. Lo extraño es que no hubiese ido a darle las buenas noches a su hermana. ¿Quizá había escuchado lo que estaba pasando?

Rumiando sus pensamientos, Beau-P' se dirigió a la cocina. Tenía que ser rápido. Cogió el tarro de la pimienta del armario de las especias, abrió la tapa, se echó un poco en el hueco de la mano, y atravesando el corredor a toda pastilla alcanzó la habitación conyugal. Allí, frente a la puerta, aspiró la pimienta como si se estuviera metiendo una raya de coca. De inmediato, sintió que se le abrasaba el cerebro. Con los senos nasales completamente achicharrados se sonó la nariz hasta las tripas. Demasiado tarde, la pimienta ya se había infiltrado en las mucosas y las lágrimas fluían de sus ojos. Era el resultado buscado, pero aún y así se había pasado con la dosis. Demasiado, era demasiado; lloraba a moco tendido. ¡Ojalá! que Laura no se oliese la tostada. Sollozando hasta destrozar el alma, se metió en el armario para recuperar su vieja maleta de cartón de su época de camarero y la lanzó furiosamente contra la cama. Después empezó a descolgar su ropa...

Durante todo ese tiempo, al principio, Laura, que acababa de encerrar a su hija en la habitación permaneció en el descansillo de la escalera ¿No sería arriesgado encerrar Bébé? En caso de incendio, se encontraría pillada. Alzó los hombros; ¿y por qué había de producirse un incendio justo esta noche? ¡Ni hablar! No iba a dejar a esta hija desnaturalizada pasearse libremente después de lo que había hecho. Si había un fuego, sólo tenía que saltar por la ventana. Al fin y al cabo, su habitación sólo se encontraba en el primer piso. Satisfecha por esta resolución que la vengaba un poco de la afrenta que acababa de sufrir, se dirigió hacia la escalera, pero el pensamiento de que un hombre que acababa de salir de la cárcel se encontraba bajo el mismo techo le hizo frenarse. ¿Acaso sabemos qué pueden albergar en su espíritu? Había notado perfectamente la manera en que observaba a su hija. Bastante ciega había estado de no darse cuenta hasta esta noche del efecto que esta pequeña hipócrita causaba sobre los hombres. Dejar la llave en la cerradura, ¿no sería tentar al diablo? Cualquiera podría abrir... y hacer lo que buenamente le pareciera con esta pequeña ninfómana. Ernest... o inclusive Beau. Sabía que tenía el sueño pesado cuando tomaba somníferos y, con lo nerviosa que se encontraba, seguramente tomaría alguno esta noche. De lo contrario, tenía asegurada una noche en vela. Volvió sobre sus pasos, cogió la llave y se la guardó en el bolsillo; seguidamente bajó para poner un poco de orden y cuando hubo acabado, se dirigió a la habitación conyugal con el corazón en un puño.

Lo primero que vio fue la miserable maleta con las esquinas de latón dorado tirada sobre la cama. Beau, con los ojos rojos, llorando como una magdalena, guardaba la ropa de verano que acababa de sacar de los estantes. Algunas bolas de naftalinas se habían caído rodando por el suelo, de lo que se alegró, porque la peste azucarada que desprendían enmascaraba el olor de la pimienta que había impregnado la estancia. Estupefacta observaba a su marido. Aquello no era teatro; estaba llorando a moco tendido. Era la primera vez que le veía llorar. Le revolvió la sangre. Llena de remordimientos, tartamudeó.

—¿Estás llorando, Beau? ¿Por qué lloras?

—¡Déjame en paz! ¡Imagínatelo un poco! Lloro de alegría con la idea de marcharme. Estoy harto de esta cárcel. No tendrás necesidad de echarme, ¡Me piro!

¡Había que apostar fuerte!. Doblando cuidadosamente una vieja chaqueta de alpaca beige, la metió en la maleta. Una bola de naftalina se cayó de un bolsillo y rodó hasta donde se encontraba. Furioso, la aplastó con el tacón.

—¡Voy a llamar un taxi! —dijo fulminantemente—. No me quedaré ni un minuto más.

Ante la idea de encontrarse sola, Laura se sintió invadida por el pánico.

—¡Espera, hombre! Tampoco hay que apagar ningún fuego, Beau y además, no te puedes ir, está tu primo.

En un gesto de condescendencia, Beau se mordió los labios.

—¡Está bien! —concedió—, por esta noche, esperaré. Pero a partir de mañana ¡me largo!

—Vamos, Beau, tampoco te tienes que poner así. Aunque nos vayamos a divorciar, tampoco tenemos que separarnos de mala manera. Tampoco te estoy echando con cajas destempladas. Te puedes quedar algunos días, todavía...El tiempo necesario antes de irte.

—Pero hace un rato, bien que has dicho «mañana». ¡No estoy sordo!

—He dicho eso en pleno ataque de ira. Era una manera de hablar.

Con los ojos rojos, Beau inspiró profundamente. Se tiró sobre la cama con aspecto hundido y volvió a cerrar su maleta. Estaba demasiada llena, no conseguía cerrarla totalmente. Laura le miró afanarse en su tarea; estaba estupefacta de ver cómo le caían las lágrimas sin parar. Menos mal que lo veía con sus propios ojos porque de lo contrario jamás lo hubiera creído. En el fondo, quizá fuese cierto que la quería de verdad; ¿Tal vez sería que simplemente se hubiese dejado llevar por el propio instinto? Pero cuando se estaba empezando a enternecer, volvió a pensar en la escena; su hija de rodillas y él, con las manos en las caderas y aire enajenado. ¿Cuántas veces le había visto esa expresión mientras se la chupaba?

Le invadió de nuevo la rabia mezclada con un sentimiento de desprecio (pensar que habían sido tan felices hasta esa noche) y de impotencia ante la injusticia de la vida. Ahora le tocaba a ella, se echó a llorar desconsoladamente.

—¡Oh! Beau ¿cómo has podido hacer semejante cosa? —sollozaba—. Yo confiaba en ti. Ya puedes llorar, ya. No me creo tus lágrimas de cocodrilo. ¡Mira que hacer que una niña te la chupe! ¿Pero es que no tienes ni la menor moralidad?

Le tendió las manos hacia ella, en un gesto de súplica que había visto hacer a un actor en uno de esos culebrones televisivos de mala muerte que tanto gustaban a Laura.

—Te lo juro, Laura. Te juro que no tenía malas intenciones. ¡Me tienes que creer!

—¿Que no tenías mala intención? ¡Y una mierda! Ya puedes llorar, mañana ¿me oyes?, mañana pido el divorcio. Meteré a mi hija en un internado y pido el divorcio. ¡Así, paso de vosotros dos!

Al hilo de este pensamiento, se echó a llorar con más intensidad y repitiendo «Beau, Beau ¿cómo has podido hacer una cosa semejante?» se dejó caer en la cama boca abajo y hundió la cara en la almohada. Mientras que derramaba todas las lágrimas que le quedaban en el cuerpo, Beau se iba acercando solapadamente hacia ella arrastrando el culo.

—Soy débil, Laura, ésa es la razón —susurraba—. No soy malo, sólo soy débil. ¡No soy más que un hombre, mierda! No soy un santo. Es tu hija, al fin y al cabo se te parece. Todos habíamos bebido demasiado alcohol, no era yo.

—Cállate, por favor, cállate —gritó Laura apretándose contra la almohada.

Con cara de inocente, Beau dejaba que sus ojos pasearan distraídamente sobre la apetitosa espalda de su mujer. Cuando Laura se tiró sobre la cama, el vestido se le subió dejando los muslos al descubierto. Los sollozos le hacían temblar sus carnosas nalgas. Instantáneamente, sintió como se le enderezaba el rabo. Siempre le ponía cachondo oír a una mujer berrear. Puso su mano sobre la cadera de su mujer.

—Para —le susurró dándole un cachete en la nalga—. No llores así, Laurita, me destrozas el corazón.

Muy a su pesar, Laura no reaccionó ante su prudente caricia. Beau, insistiendo, dejó su mano resbalar más abajo y sus dedos se insinuaron en la raja de su culo. Ahí, lo sabía él, se encontraba su punto flaco. Si llegaba a tocarle el agujero del culo, conseguiría metérsela en el bolsillo; cuando le tocaban el ano, Laura no sabía lo que hacía.

—Laura me tienes que creer —susurraba acercándose a su punto sensible—, estaba borracho, perdí la cabeza. No quería, pero no me pude resistir. Cuando empezó a provocarme…

—Eso es, ahora di que te violó también.

—No me violó, no hay que exagerar, pero me provocó. Ya te lo dije, fue todo en verano, desde que te ibas se ponía en pelotas. ¡Que arda en el infierno si te miento! Estaba todo el rato ahí poniéndome las tetas bajo las narices. Y cuando subí hace un rato para decirle que dejara de montar el número y que no merecía la pena que se cansara, que no serviría de nada y que te contaría toda la historia de Jérôme. Volvió a empezar con más ahínco. Entonces, se levantó el vestido y me enseñó el culo, de verdad, como te lo cuento, y me dijo: «¿no te gusta mi ojete, Beau-P'? ¡Venga, hombre, déjate tentar! No te hagas el duro, ¡anda! ¿Seguro que no quieres un poco, tú también? No hay razón para que no puedas aprovechar un poco, como los demás. Ya verás como es diferente al de mi madre.»

—¿Dijo eso? ¡Ay! La muy guarra, la degenerada, mañana ¿me oyes? A partir de mañana la mando a un colegio interna, una serpiente, eso es lo que he criado.

—Yo, ni una ni dos, la agarré por la cintura, la lancé en la cama y le metí una tunda de las que hacen historia, ya me conoces. Bueno, pues no te vayas a creer que no le gustó. En lugar de quejarse, reclamaba aún más, «¡más fuerte! me gritaba ¡más fuerte! ¡Oh, sí Beau-P', pégame en el coño!».

—¡Oh!... ¡Oh!... pero... pero... pero es una completa degenerada. Mañana ¿me oyes? Mañana...

Cuando consideró que había llegado el momento de pasar a la acción, Beau-P', tácticamente, se alejó de la zona sensible, dejando resbalar su mano a lo largo del muslo de Laura hasta el hueco de la rodilla; después fue subiendo, acariciando pérfidamente la carne desnuda...

—Pero ¿qué estás haciendo, Beau? —gemía Laura—. Deja de acariciarme, cabrón. No es el momento. Quítame la mano de encima. ¿me oyes?

Beau no se dejó desanimar por esas protestas simbólicas. Con una exquisita delicadeza, le levantó el vestido por encima de encima de los riñones, descubriendo su hermoso trasero redondeado cuya braga no tapaba prácticamente nada. Efectivamente esa noche se había puesto una de esas pequeñas braguitas de nylon negro vaporoso que le había comprado en una sex shop y que tanto le gustaba porque se podía ver todo a través.

—Beau ¡para! No hagas eso... ¡Ya no tienes derecho!

—Perdona, te recuerdo que todavía estamos casados. Mientras el divorcio no haya sido pronunciado, tengo derecho. Y por cierto, ¿quién se ocupará de ese hermoso y enorme culo, eh? ¿Me lo quieres decir? No encontrarás a nadie que se ocupe tan bien como yo.

Tiró de la braga hacia arriba para que se le metiese por la raja del culo. No había nada que le pusiese más cachondo que ver cómo se le salían las cachas por los lados y saber al mismo tiempo que la braga que le partía el coñito por delante adhiriéndose a las mucosas húmedas como un apósito de gasa a una herida, le escindía el clítoris. La vio levantar el culo al experimentar esa sensación para dejar que la braga entrase bien en el coño. Ella suspiraba.

—Beau, no eres razonable. Para...

Pero con la otra mano, le apartó un muslo para frotarle mejor el coño. Ella le acompañaba con el movimiento.

—Eso es, corazón, la animó Beau-P', abre bien tu hermoso culito... ¡Joder! Cómo me gusta. ¡No hay otro que me haya gustado tanto!

Había en la voz de Beau un acento de sinceridad tal, que Laura tuvo un escalofrío de la cabeza a los pies. Aunque no la quisiera, le gustaba follarla, de eso estaba segura. Hay signos que nunca engañan. Con delicadeza, Beau le extrajo la braga de la babosa hendidura del sexo. La levantó y la desplazó para descubrir bien su coño abierto. ¡Qué mojada estaba! La braga estaba empapada. Se había formado ya una mancha encima de la colcha de la cama. Cogiendo la braga con las dos manos, una sobre el vientre de su mujer y la otra entre las nalgas, volvió a meterla en la raja e inició un lento movimiento de va-y-viene para frotarle el coño.

—Beau —suplicó Laura—, para, Beau, no hagas eso... ¡Oh! no está bien, te aprovechas de mi debilidad.

—Abre bien tu rajita, cariño mío, sí, eso, así...

Dejando de tocar el violonchelo, le deslizó un dedo bajo el arco húmedo y se lo pasó por los labios carnosos y mojados para metérselo hasta el fondo de la vagina. ¡Oh, Dios mío! Enloquecida, Laura arqueó los riñones como una gata en celo que se ofrece al macho. El dedo salió y continuó su camino en la hendidura, le comprimió el clítoris. Ella aullaba a su pesar, El dedo volvió a bajar, rebasó la vagina hasta meterse en el ano.

—¡Beau, Beau, para! No, aquí no, Beau, sabes que... ¡Oh! no hagas eso.

Bien mojado, el dedo penetraba inexorablemente en el culo. Vociferando de placer, Laura mordió la almohada, muerta de vergüenza por abandonarse al placer. Él se divertía, el muy cabrón, hacía lo que quería con ella. Retirando el dedo, Beau le acarició el agujero del culo, le encantaba eso.

—¿Estás bien caliente, verdad? —murmuró—. Sí, dale a tu marido todos tus agujeritos...

Le volvió a meter el dedo en el culo.

—¿Un supositorio pequeñito? Es bueno para lo que tienes. Y ahora, pasemos a cosas más serias.

—¡No, Beau, no quiero!

—Sólo una vez, un último intento antes de separarnos. Para terminar bien.

Le metió el dedo girando en el ano suave como rebañando un tarro de crema. Ante la idea de su próxima separación, Laura, cuyas lágrimas se habían calmado, volvieron a caer amargamente. Pero abandonándose a la pena dejó cobardemente a Beau separarle los muslos. Cuando los muelles del colchón se hundieron, ella comprendió que acababa de colocarse entre sus piernas y que se la iba a clavar. Con la muerte en el alma, incapaz de seguir reprimiéndose por más tiempo su placer, levantó bien el trasero para ofrecerse.

—Sí, eso es, colócalo bien, —aprobó Beau-P'—, así muy bien, abre bien el coñito, pero procura no gritar demasiado fuerte cuando estés gozando; a veces, no es por criticarte, pero es que a veces no controlas demasiado. No te olvides que está mi primo en la habitación de arriba y que desde aquí se oye todo por los conductos de la chimenea. Convendría no despertarle. Es un poco casto, ya sabes.

Acababa de meterle el glande entre los pelos del coño, las mucosas se abrieron ante la presión de su empuje, como la carne de una ciruela demasiado madura. Penetraba en el agujero lubricado lentamente. ¡Joder! ¡Qué rico estaba! Se abría bien esta puta viciosa y de qué manera lo hacía. Nunca antes había sentido a una mujer abrirse tanto y engullirle tan profundamente. ¡Te voy a dar divorcio, yo! La cogió con las manos llenas por las nalgas y levantándola, la penetró hasta el fondo con una sacudida de rabia. Gritó mordiendo la almohada. Eso es, ya estaba en el fondo, ahora, la había poseído hasta el útero; se la había metido en el bolsillo, al final. Se puso a darle en el coño como un enloquecido. Quieres divorciarte, tú, ¿no? Te voy a enseñar yo si es tan fácil divorciarse de mí. Toma, coge este pollazo, y éste de aquí, y éste de allá... Ya le enseñaría él... Enloquecida, Laura gemía, se abría, se ofrecía; ella arañaba la almohada, la mordía, la babeaba y la golpeaba.

—¡Oh! Beau —jadeaba ella—, Beau, menos fuerte, ¡Beau, para ya! ¡Te lo pido! Me vuelves loca, no puedo controlarme ¡Por favor, Beau! Si continúas así siento que voy a gritar. ¡Piensa en tu primo!

Era como si predicase en el desierto, no escuchando la rabia que le hinchaba las pelotas (se creería que la pimienta que había aspirado se le había bajado). Beau se la hincaba cada vez más rápido. Retirando la polla toda mojada y pringosa se la volvió a meter de un golpe como una estocada. El efecto de ese tratamiento no se hizo esperar. Laura se puso a vociferar desgañitándose cómo si la estuvieran asesinando. ¡Pues sí que se preocupaba por las castas orejas de Ernest! ¡Y había que oírla berrear!

«Qué lástima, se lamentaba Beau, que no pueda llevar estos dos asuntos a la vez, dar por el culo a la hija de día y follarme a la madre de noche. ¡Demasiado tarde! Me he dejado sorprender como un gilipollas. La niña se ha ido al cuerno, mañana será enviada a un internado. Pero queda la madre. ¡Joder! No debería de perder las dos. Me encargaré de cuidarla bien. Ésta va a ver si no consigo que se le pasen las ganas de divorciarse.»

Y se la metía a fondo como si le fuese en ello la vida, lo que no era totalmente falso, de alguna manera. No se sentía muy feliz precisamente de tener que volver a retomar la mortecina existencia nocturna de poner copas. Se había quedado saturado de borrachos, de putas, de regresar a casa de madrugada con la barba crecida y los ojos hinchados. Además, a su manera quería a su farmacéutica; tampoco tocaba tanto las narices, tampoco era una tacaña; y en la cama era un caso de manual. Sería un verdadero gilipollas si dejaba escapar esa ocasión.

—¿La sientes bien? Di, sientes como se te clava dentro?

—Sí, Beau... ¡Oh! la siento bien. Sólo tú lo consigues. Métemela hasta el fondo... Ahhhha... Ohhhhh... Me matas de gusto, canalla, me va a dar un ataque al corazón.

Concentrándose únicamente en su propio placer, Beau cerró los ojos y se dejó ir, soltando toda su leche. Se la lanzó con tal fuerza que le llegó bien al fondo y seguramente le debió de fustigar hasta el cuello del útero por lo que berreaba, como una agonizante con una voz que le salía del fondo de las tripas. Acto seguido estalló en sollozos tras aliviar la tensión.

—¡Oh! Beau, pero cómo me pones, cariño mío. ¡Espero que tu primo no haya escuchado nada! ¡Me daría tanta vergüenza!

Si no había oído nada es que estaba sordo como una tapia. Esta vez, Beau, se felicitaba sacando su tranca del coño ¡creo que he hecho una buena faena! Era una cuestión de justicia, pero conseguí salvarme el culo y superé el bache. Bastante satisfecho de sí mismo le dio un cachete de dueño y señor en el culo a su mujer y dejó escapar una risita contenida. ¡Fatal error!

—Con que te hace reír ¿eh? exclamó pegando un respingo y saliendo de su sopor con una furia que le dejó tieso ¿Qué te crees? ¿Que me has follado estupendamente? ¿Y qué te crees, que voy a estar a tu merced? ¡Especie de gilipollas!... ¡Cerdo! ¡Canalla!

En su ímpetu, lo tiró encima de la maleta y empezó a golpearle el pecho con los dos puños. Le golpeaba encima como si fuera un tambor, y sonaba justo como un tambor.

—¡Cerdo! ¡Canalla!... te la dejas chupar por la hija... y después te follas a la madre. Especie de chulo de putas. ¿Qué te imaginabas? que era suficiente metérmela para que cambiase de opinión ¿eh? ¡Ya te enseñaré, yo!

Vociferando como una arpía, le desabrochó el pantalón a Beau, que la miraba atónito (¡no la había visto nunca así!). De repente, le despellejó como a un conejo dejándolo con el culo al aire. Demasiado alucinado para reaccionar, la miraba con la boca abierta. No fue hasta que la vio quitar el cinturón de imitación de cocodrilo de la cinturilla del pantalón y enrollárselo a la muñeca que se dio cuenta lo que estaba a punto de hacer. ¡Espera un momento, nena! ¡Creo que te confundes! Demasiado tarde, el cinturón le mordía cruelmente los muslos, justo a ras de las pelotas. Pegó un bote ante el ultraje que acababa de ser objeto, como un pez al que acaban de sacar del agua. Acto seguido, le soltó tal patada en pleno pecho, una auténtica coz de mula, que le hizo bascular encima de la puta maleta, arriba y abajo. De nuevo, el cinturón le fustigaba ambas nalgas, llenándole de un rígido asombro. ¡Flash! ¡Flash! ¡Flash! Al menos, unas diez veces seguidas, la correa de cuero venía a morderle con increíble maldad. ¡Dios mío! Entonces era esto lo que ellas sentían cuando las azotaban. ¡Ahora lo entendía todo!

—¡Cerdo, cerdo! ¡Toma! ¡Maldito chulo de putas! —decía Laura con voz entrecortada, cuya ira la volvía irreconocible.

De todos modos, estaba asombrada de ver que ya no reaccionaba. Yacía boca abajo, con los brazos en cruz y tensaban las nalgas musculosas con cada golpe arqueando ligeramente los riñones. Apoderada de una repentina inspiración, puso la rodilla sobre la cama y deslizando una mano por detrás, entre los muslos de su marido, le levantó los cojones buscando más arriba. Sus dedos se aferraron sobre una tranca de verdad.

—¿Te empalmas, cabrón? ¿Es ése todo el efecto que te causa?

Beau se levantó para dejarse tocar mejor. Ella dudó, pero le volvió a agarrar el rabo y tiró para hacerle sacar el glande. Ávidos, sus dedos se adueñaron del grueso capullo húmedo.

—¡Pedazo de cerdo! ¡Maldito perverso!... ¿Qué? ¿Te gustan los latigazos, eh?

Le acariciaba el glande entre el pulgar y el índice y veía como se le contraía el ano. El estaba aún más sorprendido que ella de ver como reaccionaba; decididamente, era un día de descubrimientos. Empezó a masturbarle muy despacito.

—¡Cerdo! ¡Maldito cerdo! —repetía en voz baja—. ¡Y hablabas tú de mi hija! ¡Pero miren esto, señores! ¿No te da vergüenza?

Ella le dio la vuelta, automáticamente él separó los muslos para ofrecerle mejor todo el paquete. Su polla se mantenía tan rígida como la mano de un mortero y el glande, hinchado de sangre, estaba tan rojo que se ennegrecía.

—¡Pero que tiesa la tienes, Beau! ¡Pero mírala!

Recubrió con dificultad, de tan congestionado que estaba, el glande con el prepucio y se apresuró a hacerlo salir de nuevo. Brillaba como un anuncio luminoso.

—¡Ay, el chico malo! Susurró Laura, acordándose de uno de sus juegos incestuosos cuando estaban recién casados. ¿Pero has visto en qué estado estás? ¡Te debería dar vergüenza! Enséñale a mamá…

Arrebatado, Beau temblaba y la vio acercarse deslizándose por sus muslos. Con los ojos enloquecidos, ella abrió la boca.

—¡Dáselo a mamá, niño malo! ¡Dáselo a mamá! Mamá se va a ocupar como tiene que ser. Mira que colorado está…

Se lo metió en la boca con glotonería, intentando metérsela lo más profundamente que podía, pero estaba demasiado empalmado para podérsela tragar. Beau gritaba de gusto. Un éxtasis de placer le elevaba. Tenía la impresión de que su cuerpo se despegaba de la cama y planeaba como el de un fakir levitando.

Chupándosela vorazmente, Laura gemía, enloquecida por el orgasmo que la invadía, retemblaba interiormente, al borde de la crisis del llanto de lo intenso que era. ¡Ay, no! Nunca, nunca podría privarse de un hombre así. ¡Pero qué gorda estaba y qué dura la tenía! Qué agradable era tenerla dentro de la boca. Y no sólo en la boca… Impacientemente, de repente, le dejó de chupar y le ensartó. Obscenamente, como si fuera a mear encima, se puso de cuclillas encima del rabo para metérselo en la vagina. ¡Parecía el hueso de una pata de cordero! ¡Qué cabrón! Se repetía a sí misma, ¡Qué hijo de puta tan estupendo! Era un perverso, un maldito zumbado y la había vuelto aún más loca que él, pero el mal ya estaba hecho, así que, puestos, mejor aprovecharse de ello. Nunca más, podrida cómo estaba hasta el tuétano, podría pasarse sin él, sería un suicido, peor que eso, sería un martirio. Con un grito ronco, se la hincó hasta la matriz y se encontró sentada sobre los cojones de su marido, como sobre dos cojincitos elásticos.

—En el culo —le suplicó entonces Beau-P' con voz alterada—. En el culo, cariño, te lo suplico.

¡Él la suplicaba! Era el mundo al revés. Le embistió por dos veces aullando de éxtasis.

—¿Tú crees? —dijo con voz entrecortada—. ¿Tú crees... que sería mejor?

—Sí, sí... rápido... en el culo...

Tenía los ojos fuera de las órbitas. Lo que ella ignoraba, era que él estaba fantaseando con Bébé y qué le daría mejor por el culo imaginando que era la hija, sabiendo que era virgen, en lugar de entrever a la madre. Laura, a mil leguas de distancia de estos pensamientos retorcidos, se levantó para dejar salir el hueso de cordero de su vagina. Entonces, adelantó el ano encima del glande, colocando la polla debajo de ella, tiesa y rígida como un cirio. Se sentía deliciosamente sucia en esta posición, con el sexo abierto frente a Beau quien no se incomodaba de toquetearle el coño. Tenía la impresión, sintiéndola como entraba, que estaba haciendo sus necesidades en sentido contrario: Se le metía en las tripas, le llegaba hasta el fondo del culo.

Subiendo y bajando como en los caballitos de feria, con el palo de la tranca que la penetraba, pensaba en sus clientes. Si hubieran podido verla, la respetable farmacéutica, tan estirada ella. El señor mayor de los reumatismos, por ejemplo, y el representante de las pildoritas Carter para el hígado.

Con un insólito chillido infantil, Beau se corrió, arqueando los riñones. Ella se dio cuenta que se iba a correr y se afanó en englutirlo, aplastándole los huevos bajo sus nalgas. Fue como un géiser en su culo y se desgañitó. ¡Joder! ¡Cómo le gustaba esto cuando se corría a ráfagas! Después del último espasmo, agotado por los excesos de placer, Beau se dejó caer hacia atrás golpeándose la nuca con la maleta abierta y se sumió repentinamente en un profundo sueño. Le ocurría con frecuencia dormirse de esa manera cuando había echado un polvo. Laura no acababa de acostumbrarse.

Ella hubiera necesitado mimos después de haberse entregado a fondo, y él ¡él roncaba! Se dijo a sí misma, que al menos podría haber hecho un esfuerzo y se levantó para quitar la polla de su culo. Se sintió aliviada al comprobar que no la había ensuciado y, enternecida al menos, cogió a Beau-P' por las axilas y le levantó para quitar la maleta que debía de estar haciéndole daño. ¡Madre de Dios! Lo que pesaba. Se acercó aún más para desplazarlo. Era su hombre, le pertenecía. En cuanto consiguió meterle una almohada bajo la cabeza, le besó dulcemente en la boca. Esto no interrumpió sus ronquidos. Intrigada, contrajo las fosas nasales. ¿Qué bien olía! Y no era el alter-shave lo que olía tan fuerte precisamente. ¡Qué especiado era! ¡Tenía las lágrimas a flor de piel! ¿Las lágrimas a flor de piel? Perpleja, le olisqueó la boca, y a continuación las fosas nasales. ¡Dios mío! Apestaba a pimienta hasta en las narices.

Fue una iluminación. ¡Claro, de ahí era de donde venían esas bellas lágrimas de tragedia que le intrigaban tanto! ¡Qué cabrón, joder! ¡Qué tío más cerdo! ¡Me la había metido doblada!

—¡Canalla!... ¡basura!... ¿pero tú crees que la cosa va a colar así como así? ¡Pues te vas a enterar! ¿Me oyes, Beau? ¡No bromeo para nada!

Le sacudía como a un manzano, pero era una pérdida de tiempo. Cuando dormía, dormía.

—¡Ronca, el muy canalla! ¡Eso es todo lo que sabe hacer! El señor ha echado su polvo, y ahora, ronca. Cómo voy a poder dormir con este estruendo.

Los ronquidos de Beau no se caracterizaban precisamente por su discreción. Ni con tapones de cera podría evitar oírlos.

—Voy a tener que tomarme las píldoras... si no, no tendré nada que hacer.

Abrió el cajón de la mesita de noche. Estaba en tal estado de exasperación que hablaba sola en voz alta, como en un teatro.

—Voy a tomarme un Tranxilium... y un Temesta ... Un amarillo, son aún más fuertes. ¡Tengo demasiada ansiedad! Cuando ronca de esta manera, ¡es que lo mataría! Y después un Valium... mira.

Era farmacéutica, tan sólo tenía que servirse, sin necesidad de receta médica. Una farmacéutica que se pone morada de tranquilizantes, es aún peor que un pastelero al que le gustan los pasteles.

—Si con esto no duermo, entonces sí quiero que me corten la cabeza,

Ella dudó. Esa noche, sí que necesitaba una dosis verdaderamente fuerte. Añadió una pildorita azul de Rohypnol. Así cargada, no se arriesgaba a pasar una noche de insomnio. ¡La tendrían que despertar a cañonazos!

IX. Un forzamiento sin violencia

Echado en la cama, Ernest escuchaba las voces que procedían de la chimenea. Por un extraño fenómeno de acústica oía todo lo que estaba ocurriendo dos pisos más abajo, tan claramente, como si tuvieran la radio encendida. Era Laura quien lo había sacado de los brazos de morfeo, con sus gritos. Al principio no entendió de dónde venía ese jaleo. De un brinco quedó sentado, con unas nauseas que le llegaban a la boca. ¡Cuánto se había pasado, Dios! Debería de haber desconfiado de ese licor de manzana. Se bebe casi como el agua, y después...

Ya ni se acordaba de la manera en que había subido a la habitación. Se había dejado caer sobre la cama, completamente vestido, sin quitarse siquiera los zapatos. Mientras que Laura chillaba como una gata furiosa, se palpó cuidadosamente las sienes. Una cincha de acero le aprisionaba el cráneo. Gritos, gemidos se escapaban del hogar de la chimenea. A pesar de la atroz resaca que tenía, dejó escapar una risita. ¡Dios del alma! Era el primo que estaba de fiesta con su burguesita. ¡Caray! los abueletes no tenían pinta de aburrirse. Divertido, a pesar de los latigazos que le cruzaban el cráneo, decidió encaramarse a la chimenea para escuchar mejor. Fue como si hubieran doblado el volumen de la radio. Podía oír hasta los crujidos del somier. ¡Joder! ¿Pero qué le estaba metiendo a su zorra? No era de extrañar que chillase como una perra, le debía de estar empujando tanto que seguro le estaba destrozando hasta la matriz. ¡Disculpe por la indiscreción, Señora! Agitado, volvió a pensar en el hermoso y enorme culo bien redondeado de la farmacéutica; él, Ernest, le hubiera gustado decirle dos palabras en particular, a ese culo.

Bueno, pues parece ahora que yo también tengo ganas de fiesta. Se tocó el rabo dudando. ¡Ah, no! No iba a masturbarse ahora. Iba a hacer algo mejor. Ahora que la farmacéutica se había calmado, el sonido había bajado. Ernest ya no oía lo que hablaban. Alzó los hombros. Sus pensamientos iban deshilachándose. La borrachera se estaba disipando lentamente. Reinserción social. Reinserción social. Por eso había estado dándole tanto al alcohol abajo antes. A fuerza de escuchar a esa gilipollas de hablar de su sobrino abogado que era un especialista en el tema. «Seguramente podrá echarte un cable para encontrarte un trabajo interesante. Tiene buenos contactos».

Buenos contactos. ¡Ya sabía lo que eso significaba! Ernest, él, no estaba listo en absoluto para la reinserción social. Sabía lo que quería decir. Limpiacristales, vigilante nocturno, desatascador de urinarios. ¡Muchas gracias!, pero no había salido de la cárcel para hacer oficios de esclavos. Tenía otra idea en la cabeza. Se levantó, fue a orinar al lavabo, abrió el grifo para dejar correr el agua y se refrescó la cara. Sus pensamientos se aclararon; sentía cómo la cincha se aflojaba alrededor de su cráneo. Poco a poco, una decisión tomaba forma en la nebulosa que le llenaba la cabeza.

Lo primero, iría a ver al sobrino abogado; no hay que pasar de nada, al fin y al cabo, veremos si es interesante.

Si no, me largo a Brasil, pero para eso necesito pasta. Y la pasta sabía dónde encontrarla. Esta farmacéutica tan bien colocada que se había encontrado su primo no tenía que faltarle liquidez. Seguro que debía de tener una caja fuerte en la habitación; ¡típico de la vieja burguesía provinciana! colocar la caja fuerte detrás de un cuadro. Bueno pues pincharemos esa caja fuerte, pero muy discretamente. Ya era hora de empezar a moverse. Fue a recuperar su caja de herramientas, una elegante maleta de piel que se parecía más a un maletín médico. Tenía hasta un estetoscopio dentro. Un estetoscopio puede llegar a ser bastante útil cuando se quiere auscultar una caja fuerte. Ernest se lo colgó al cuello y fue a poner la oreja sobre la chimenea. Las voces callaron. De la chimenea tan solo salían ronquidos sonoros, bastantes regulares. Después de echar el polvo, el primo dormía a pierna suelta; lo típico. Descalzo, con el estetoscopio golpeándole en el pecho, con la caja de las herramientas en la mano, Ernest bajó al piso inferior. Al pasar por delante de la habitación de la nena de la casa sintió un pellizco en el corazón. Menuda zorrita con sus hermosas tetas y su gruesa boca de mamona, hubiera ido encantado a darle un poco de conversación; pero cada cosa a su tiempo. Primero la caja fuerte. Las tonterías podían esperar. Llegó a la planta. El dormitorio del matrimonio se encontraba al fondo del pasillo. Se acercó sin hacer ruido, puso la oreja.

Posó la mano en el picaporte, lo giró lentamente y empujó la puerta. Antes incluso de ver que la habitación estaba todavía encendida por la tenue luz de la lámpara de la mesita de noche, sintió que se le enderezaba el nabo, como si hubiera adivinado antes que él mismo lo que iba a descubrir, ambos dos. Se paró en seco. En el fondo de la habitación, se encontraba la farmacéutica, de pie, dándole la espalda e inclinada sobre la mesita de noche. Ernest contuvo la respiración. ¡Santo Cristo, qué culo! Tan sólo llevaba un camisón vaporoso que le cubría apenas el bomboncito; era lo que se llama un salto de cama. Y como estaba delante de la lamparita, que hacía el nylon aún más transparente, pudo alegrar la vista a placer. Le encantaba a Ernest esos gruesos culos suaves, cuyas nalgas caían ligeramente. El generoso trasero de la farmacéutica satisfacían los deseos hasta de los más exigentes.

La puerta estaba tan sólo entreabierta, era apenas una fisura y el pasillo se encontraba sumergido en la oscuridad. Por eso la farmacéutica no había podido verlo, incluso aunque ella hubiera mirado en esa dirección. Ella mascullaba algo en voz baja, tocándose la raja del culo.

—¡Me tendré que poner vaselina! ¡Me ha abierto demasiado! ¡Qué cabrón, joder! ¡Qué enorme era! Ahora que lo pienso. ¡Pobre diablo! Le sorprendo mientras mi hija se la está mamando, él le echa la culpa a ella. Entonces decido enviarla a un internado para protegerla de ella misma y a él le digo que quiero divorciarme, lo que es perfectamente normal en semejante situación.¿Y qué hace? Se pone a aspirar pimienta por la nariz y me da por el culo como si fuera la última cosa que fuera a hacer. ¿Para después qué? ¡Para ponerse a roncar! ¿Y yo acepto todo esto? ¡Tengo que estar loca de remate!

Se había levantado la camisola y se tocaba el agujero.

—¡Qué placer tan grande me ha dado este cerdo! ¡Y mira, escúchale roncar, ahora!

Admirando ese impresionante trasero que ella había

descubierto, Ernest se puso a imaginar obscenamente. Así que el canalla de su primo se tiraba a la hija y la madre acaba de descubrir todo el pastel. Se volvió y vio que tenía un tubo de medicamento en la mano. Enseguida reconoció de lo que se trataba. En la cárcel los atiborraban de somníferos. Rohypnol. Por eso tenía esa pinta de alelada.

—Ya he tomado uno. Y un Tranxilium. Y también un Valium, creo. No sería prudente...

No daba crédito a sus oídos. ¡Había tomado suficientes tranquilizantes como para tumbar a un caballo! ¿E iba a tomar otro? Adelante, la animó de pensamiento, así podré ocuparme de la caja fuerte tranquilamente. La miró tragarse el comprimido azul y pegarse un trago de agua. A continuación se sentó sobre la cama junto a Beau que roncaba como una chimenea, y dobló una rodilla para meterla bajo la sábana, Ernest tragó saliva. Pudo ver entre la mata de pelos desordenados abrirse lascivamente la gran raja rosada del coño. Medio grogui ya, Laura, cuyo último comprimido acababa de darle el último golpe de gracia, se dejó caer atrás y metió la otra pierna dentro de la cama. Después tiró del edredón tapándose hasta la barbilla y se apagó como una vela a la que se ha soplado, pero que se ha quedado la mecha ahumando.

Ernest conocía perfectamente el efecto de la guarrería que se acababa de tragar; te deja inconsciente durante tres horas como si te hubieran dado un golpe en la cabeza, después te despiertas completamente embotado y hay que volver a empezar despacito. Esperó cinco minutos de reloj, después se dirigió hacia la cama. La mujer dormía como una bendita, parecía una momia completamente inerte. Como un médico con el maletín en la mano, se inclinó sobre ella y la observó pensativamente.

«Ocúpate de la caja fuerte, ¡imbécil! —le increpaba una voz en el fondo de él—. Deja esta tarada que se eche un sueñecito.»

La voz tenía razón, ninguna duda a ese respecto, pero es que hacía siete años que no había visto un coñito. Levantó el edredón, echándolo sobre su primo que dormía boca abajo, con los brazos en cruz como un soldado al que han pegado un tiro en todo el pecho. Cuando hubo destapado el cuerpo de Laura, se inclinó para olerlo. El olor de la mujer le llenó las fosas nasales y se tuvo que abrir el pantalón porque ya no le cabía la polla. Se sacó el glande y empezó a acariciárselo entre el pulgar y el índice. Escudriñaba, en el bajo vientre, el triangulo velloso y el nacimiento de la raja. ¡Qué lastima que no se hubiera dormido con las piernas abiertas! Para consolarse de no poder ver todo, le olisqueó el chumino, tan de cerca que los pelos le cosquillearon la nariz, llenándose la nariz de su olor. Eran efluvios de mujer que ha gozado, agrios y dulces a la vez, picantes por el sudor. Las ganas de follar le invadían. ¡Siete años! Era mucho tiempo. Cuando estaba a punto de tirarse sobre ella, en el último instante, consiguió recuperar la sangre fría. Se quedó rígido en el sitio como un perro al acecho. A través del nylon rosa podía ver las hermosas tetas con los pezones distendidos. Se incorporó con dificultad, bañado en sudor, y dando la espalda a la tentación con decisión se fue directo hacia un espantoso paisaje marino que desmerecía la pared de enfrente, encima de un pequeño escritorio de cerezo.

Su instinto no le había fallado. La caja fuerte estaba efectivamente colocada detrás de aquel horror. El cuadro giraba sobre dos bisagras. ¡Dios! Estos burgueses eran tontos de capirote. Siempre elegían los escondites más evidentes. Se creen seguros colocando su caja fuerte detrás de un cuadro cuando es en realidad el primer sitio dónde se busca. Bueno, llamar a eso una caja fuerte ¡en fin! Era efectivamente un auténtico cacharro; tenía que ser de la Primera Guerra Mundial. ¡Seguro que era de su abuelo! Esto me lo abro yo en tres minutos exactos, cronometrados; ¿quién se apuesta algo? Tres minutos. Con un palillo y una lima de uñas. Con gesto suficiente, Ernest dejó la caja de las herramientas sobre el escritorio y se colocó el estetoscopio en los oídos. Los ronquidos de su primo se apagaron. Fijó la ventosa del aparato sobre la caja fuerte y empezó a manipular las ruedas para detectar la combinación. Clic, clic, clic... un tope, clic, clic, clic... otro. Se reía entre dientes. Hasta un niño lo habría conseguido. La puerta blindada cedió y empezó el inventario.

Cartas, siempre guardan cartas en sus cajas fuertes. Sacudió la cabeza en un gesto de desaprobación, le sobrepasaba tanta tontería. Bonos del tesoro. Acciones. No había nada para él. No tocaba ese tipo de cosas. Demasiado complicado. ¿Y eso que es? No daba crédito a sus ojos. ¡Bonos anteriores a la Primera Guerra Mundial! Largos como los certificados de estudio del colegio. ¡Dios mío! esto era verdaderamente cómico. En el rastro vendían estas menudencias bajo cuerda a los coleccionistas de papeles antiguos. ¡Mira, mira ...esto es otra cosa! Al fondo del todo había unos fajos de billetes. ¡Impresionante! Estaban nuevecitos, crujientes y todavía olían a tinta. Trastornado, dejó los paquetes sobre el escritorio. Esto debía de valer diez de los grandes. El sudor le heló la espina dorsal.

Se volvió. La farmacéutica dormía inerte. Sus piernas se habían abierto ligeramente. Se veía algo rosa, una raya vertical entre el vello ensortijado. No, no sería razonable. Acababa de pasar siete años. No era el momento de hacer ninguna tontería. Sabía dónde estaba el dinero, era lo esencial. Era mejor dejarlo así, se sentía más seguro. Vendría a buscarlo cuando lo necesitase. Mañana tenía que ir a ver a ese abogado; haría que se olvidaran un poco, cogería ese trabajo de mierda que le propondrían, incluso si era un trabajo de pelapatatas en un colegio. Pinche de cocina, se llama. Y más tarde, cuando todo el mundo ya no pensase en él, vendría a pillar la pasta y ¡adiós a todo el mundo!, rumbo al Brasil. Volvió a meter en la caja fuerte los bonos rusos, las acciones, las cartas de amor y los paquetes, menos uno que se metió en el bolsillo, para el camino. A continuación cerró la caja fuerte, eliminó la combinación que no se molestó ni siquiera en memorizar y volvió a dejar el cuadro en su sitio.

Con la caja de herramientas, volvió a la cama. Acababa de acordarse de un asesino con el que había compartido celda durante dos años. Un tío cuadrado, pero era un angustiado que funcionaba a base de Rohypnol. Eran cuatro en aquella celda y desde que el tipo se tomaba su comprimido azul, se apagaba como le había pasado a Laura. Entonces, uno tras otro, los otros tres malandrines le daban por el culo. Nunca se dio cuenta de nada. Iba constantemente a la enfermería a tratarse, porque a fuerza de darle por el culo, le habían provocado unas almorranas. Pero no se despertó nunca, ni una sola vez.

Silbando entre dientes, Ernest dejó su caja de herramientas a sus pies. Cogió el borde del camisón e hizo levantar la ligera prenda nocturna bajo las apetitosas nalgas de la durmiente. Después se la levantó enteramente, dejando los senos al descubierto que cayeron suavemente, húmedos de sudor, por los laterales del pecho. ¡Dios mío! una mujer desnuda ¡sólo para él! Una de verdad, en carne y hueso, con su olor, sus pelos, su agujero, todo lo que necesita un hombre para ser feliz. Pensar que hacía siete años que sólo las había visto en fotos, en viejos *Penthouse* manoseados y manchados de esperma seco que revendían en la cárcel a precio de oro. Contempló con aire autosuficiente el cuadro que colgaba frente a sus ojos. El brillo de la lamparita bañaba la piel iluminada de reflejos rosados muy suaves. Laura se había relajado completamente y ya no mantenía las piernas cerradas. Podía verle casi todo el coño. La raja se abría, mojada, y los pliegos rosados salían como pequeños bordes desiguales, entre los labios cubiertos de pelos oscuros.

—Tengo que tocarla, no basta con mirar. Le tocaré todo, no se dará cuenta de nada.

Su verga apuntaba hacia adelante animada por sacudidas irregulares que le llevaba irresistiblemente hacia Laura como un perro que tirase de la correa de su dueño para ir a olisquear una cagarruta. Se inclinó sobre la mujer y le aplicó el estetoscopio entre los senos. Los latidos de su corazón eran lentos, regulares; la respiración, lo mismo. Dormía profundamente. Soltó el estetoscopio y se agachó a los pies de la cama. Sus manos se posaron sobre la piel blanca del pecho, justo bajo los senos. Laura suspiró e, instantáneamente sus pezones se encogieron hinchándose. ¡Dios mío, qué rápida era! No esperó más, remontó las manos agarrando esos botones. Estaban calientes, suaves y elásticos. Le dio un temblor de felicidad. Las puntas de sus pezones se enderezaban como dos pequeños cuernos. Bajó la cabeza y sacó la lengua, lamió la gran aureola marrón que coronaba el seno más cercano. ¡Dios! ¡Qué rico estaba! Chupó la punta de carne, la olió y la mordió suavemente.

—¡Ay, Beau! —suspiró Laura—, cabrón de Beau.

Su voz pastosa era la de un borracho. El tipo al que daban por culo hablaba así, a veces, mientras le hacían su asunto, aunque no estaba verdaderamente consciente. Ernest pasó al siguiente pezón. El gusto agrio del sudor se disipaba en la boca y pronto no quedó más que el de la carne de la mujer, ese sabor apasionante que no se parecía a ninguno otro. Pasaba de un pecho al otro, mamando, voraz, golosamente. Dejaba de chupar, de vez en cuando, y le pellizcaba los pezones con los dedos. Arqueó el busto para ofrecérselo mejor, e, insensiblemente, apartó los muslos. Poco a poco el olor sexual se hacía más pronunciado. La muy guarra se excitaba durante el sueño; era de las que se mojaban fácilmente. No pudiendo aguantar más, se deslizó a ver qué estaba pasando abajo. Sin molestarse, la cogió por las rodillas y las abrió. Toda la hendidura de su sexo se abría como la corola de una flor y un hilo de flujo caía fuera de la vagina. Acercó su nariz al agujero y aspiró el olor. Le encantaba las mujeres que le olían el coño de esa manera.

—Beau... Beau... canalla... ¿por qué has hecho eso?

Con la punta de los dedos, Ernest se apresuró a separar los labios mojados de la vulva. Se abrió todo. ¡Santo Dios! ¡Qué diferente a los coños que solía dibujar a bolígrafo en las nalgas de los bujarrones que se trajinaban en la cárcel. Esto era de verdad. Para admirar mejor la cosa, cogió una almohada y se la metió bajo las nalgas. Roncaba derrotada por el somnífero. Le abrió completamente la trastienda y se entregó a una contemplación apasionada. ¡Joder, cómo le gustaba eso! ¡Mirar un coñito bien abierto! Era una cosa que no llegaba a explicarse. Sin duda una anomalía, los demás tíos no se volvían tan locos por los coños de las mujeres, si se podía creerlos. Incluso, encontraban eso un poco asqueroso, tan pegajoso. Sólo servía para meter la polla y vaciarse las pelotas. Ernest, él, se regocijaba cuando caía sobre una almeja tan gorda y tan madura como la de la farmacéutica. Tenía la impresión que no haber visto nunca algo igual.

Entre los pelos, donde lucían filamentos de flujo como si fueran hilos de arañas, las pieles rosadas se desplegaban como un acordeón, completamente babosas. Y el agujero se redondeaba como una boca muda implorante. Le fascinaba. A Ernest le fascinaba todas esas pequeñas pieles frágiles que parecía encaje. Olisqueó el clítoris y después lo lamió suavemente. Olió entre sus labios. Sintió la lengüeta de carne temblar bajo la lengua. Su mentón anguloso, mojándose en el flujo cálido, escarbaba un cráter en la vagina que le aspiraba como una ventosa. Habría querido poder y meter toda la cabeza para ver cómo era visto desde dentro.

—¿Oh Beau, Beau... me chupas, Beau? ¡Oh, qué bien me chupas!

Era la misma sensación cuando abría una caja fuerte, la misma sensación de felicidad. Entrar en un cuerpo de mujer de manera forzada... la idea le encendió el cerebro. Se echó para atrás, con la boca pastosa.

Se la tengo que meter. No se despertará, está demasiado dormida. Y si se despierta creerá que ha soñado o que es su maromo. Tengo demasiadas ganas.

Un buen coño bien baboso, no iba a dejar pasar una ocasión parecida, de ninguna de las maneras. ¡Ah! y ni que decir tiene que es algo completamente diferente que un culo de chico. Se colocó entre las piernas de Laura. Guiándose con una mano, le abrió la almeja al glande, apoyándose con el otro codo en la almohada que le había puesto bajo el culo para levantárselo. Cuando sintió la cálida suavidad de la vagina esparcirse ávidamente alrededor de su glande, creyó que iba a morir. ¡Hacía siete años que no se había trajinado a una periquita! Suavemente se dejaba aspirar por la suave ventosa. No era necesario empujar, iba solo. Estaba caliente como el infierno. Ella gozaba delante de él, balbuceando en su torpeza química de frases deslavazadas.

—Beau... para... sí... no... ¡oh! Beau, cabrón... ¡métemela, métemela bien!

No tuvo necesidad de pedírselo tres veces. Se hundió como un trozo de plomo bien duro hasta el fondo del canal carnoso con la sensación de ahogarse. No había que urgir, sintió la cosa llegar desde lejos, desde la médula espinal, de más lejos aún, del fondo de un pasado anterior a cualquier recuerdo, y le lanzó una ráfaga que le dejó fuera de onda, casi muerto. Desparramado sobre ella, la aplastaba bajo su peso y sus huevos seguían vaciándose, por pulsiones salvajes que arrancaban a ambos gemidos de felicidad.

—¡Oh! Beau, Beau... con nadie he conocido esto... ¡Qué bien me follas, Beau!... ¡Sólo tú ...! ¡Sólo tú logras...! ¡Ay, cariño...!

Hablando siempre, pensó Ernest. Yacía sobre ella como un pez muerto. Ella se había corrido durmiendo, él había sentido claramente la contracción de su coño alrededor de su polla. Y ahora, bañándose en la dulce suavidad húmeda de la vagina, se dejaba morir. Una hora más tarde, una desagradable sensación de frialdad le despertó sobresaltadamente. El esperma caía fuera de la vagina, donde sólo permanecía la polla a medias, pringándoles las pelotas, y tirando de los pelos al haberse secado. ¡Dios mío, por poco le hubieran pillado!; Sólo faltaba que se hubieran despertado los tres juntos en la cama conyugal.

Ernest se liberó de la vagina tibia y se volvió a poner de pie; Contemplaba, asombrado, a la mujer que acababa de beneficiarse. Seguía roncando, con el coño abierto, el esperma fluía entre sus nalgas. Solo faltaba que le hubiera hecho un crío. Sería divertido. ¡Sería el padrino! Pero no, debía de estar tomando la píldora: era farmacéutica, al fin y al cabo. Se rió con sarcasmo y le quitó la almohada de bajo de las nalgas, finalmente le bajó el camisón volviendo a colocar el edredón sobre ella, apagó la luz de la lamparita, recogió su caja de herramientas del doctor Kildare y salió de la habitación.

¡Qué bien sentaba! pensaba mientras subía las escaleras exultante de alegría tras haberse vaciado las pelotas en el lugar deseado; cambiaba un poco comparado con las pajas y los maricones. ¡Ahora voy a dormir de perlas!

Se reía como un descosido con la idea de que al día siguiente durante el desayuno, la farmacéutica y él se volverían a ver y que ignoraría que se la había beneficiado por la noche.

X. El doctor Kildare de visita

Al llegar al descansillo del primer piso, Ernest se vio venir al encuentro de sí mismo en el gran espejo que se encontraba tras el perchero. Tenía la misma pinta que el doctor Kildare, con su maletín y su estetoscopio cayendo sobre el pecho. Se dirigió un pequeño saludo al que su reflejo respondió. Dibujando un salto en el aire, se disponía a dar la vuelta en la escalera para volver a subir cuando una pesadez en el bajo vientre le hizo pararse frente a la puerta de Bébé.

—¿Qué quieres tú ahora? —le preguntó a su rabo que le tiraba hacia la puerta—. ¡Ah, no! ¡De eso nada, compañera! Ahora, vamos a sobar.

Pero su rabo tiraba más fuerte que él. No había nada que hacer, él siempre tenía la última palabra. En un flash, volvió a ver los grandes ojos hipócritas, pretendidamente pueriles, de la pequeña mamona y su gruesa y tierna boca con las comisuras que caían en un mohín.

Volvió a recordar lo que había escuchado abajo. Al fin y al cabo si se la había mamado a su primo, no había motivo por molestarse. ¿Por qué no iba a jugar a los médicos con él? Sin reflexionar, giró el picaporte y empujó la puerta. Estaba cerrada con llave. ¡Maldita sea! Miró por la cerradura. No había llave del otro lado. ¡Caray! Habían encerrado a la cría. Esto le dio que pensar. ¿Por qué la habían encerrado? Habría que ver esto más de cerca. Abrió su maletín y sacó el aceite lubricante y un juego de ganzúas. Lanzó un chorro de parafina en la cerradura y eligió una ganzúa. La cerradura debidamente engrasada cedió solícita sin hacerse de rogar. Entró. Las cortinas no estaban echadas, el resplandor del cielo estrellado le permitió localizar la cama en un rincón de la habitación, la mancha pálida del rostro sobre la almohada. Sus ojos se acostumbraron a la penumbra, vio la lamparita de noche, la cogió, la colocó en el suelo para que la luz no deslumbrara a la durmiente y la encendió.

La joven dormía, con la cabeza girada hacia él, el pelo sobre los ojos y el pulgar en la boca. Le sorprendió la extraña postura de su cuerpo. Las dos rodillas plegadas levantaban la sábana como una tienda de campaña. Dormía boca arriba, abierta por abajo y con la cabeza de lado. Tuvo la intuición, a juzgar por su postura que se había estado masturbando y que el sueño la sorprendió así, sin que pudiese estirar las piernas. Suavemente, le cogió la mano y le sacó el pulgar de la boca para sustituirlo por el suyo y, de inmediato, se puso a mamarlo. ¡Una mamona! Ansioso, se desabrochó el pantalón, liberó su polla y, todavía perfumada por su esperma y el flujo de la madre, se la metió entre los labios de la joven. Se puso de nuevo a mamar, aún con más ahínco, como si el gusto de su glande hubiese provocado, desde la profundidad de su sueño, un reflejo instintivo.

Las rodillas temblorosas, Ernest arqueó los riñones para meterle bien la polla en la boca. Las mejillas de la joven se hundieron y sintió la lengua agitarse suavemente. Se quedó inmóvil, saboreando ese instante prodigioso. La boca blanda y caliente le mamaba como la de un recién nacido hambriento. Con cuidado, levantó la sábana y le destapó las rodillas. Le dio un vuelco al corazón al ver el coño rosado y abierto, bordeado de fino vello. Todavía tenía la mano encima, los dedos replegados dentro de la raja. No se había equivocado, se había dormido mientras se masturbaba. Le levantó la mano y se inclinó entre las rodillas para olerle la vagina y el agujero del culo. ¡Joder! Olía aún mejor que la madre. Sobre todo tenía que cuidar de no despertarla demasiado pronto, se podría asustar y ponerse a pegar gritos. Volvió a taparla con la sábana y le sacó la polla de la boca. Hizo todo esto con una lentitud hierática de zombie. Cuando lo hizo, respiró profundamente y volvió a poner la lamparita de noche sobre la mesilla de tal modo que la luz dio en los ojos de la joven. La vio contraer el rostro. Acto seguido, sus ojos se clavaron en él. Le pilló por sorpresa la rapidez con que se despertó. Se sacó el pulgar de la boca.

—¿Qué haces en mi habitación?

No parecía inquieta en absoluto.

—La puerta estaba cerrada con llave, ¿cómo has conseguido entrar?

Intentó hacerse el gracioso, intimidado por el aplomo de la mala pécora.

—No te olvides que tengo manos de hada. ¿No oíste a mi primo en la mesa? Ninguna cerradura se me ha resistido jamás, todas sucumben ante mi encanto eslavo.

Bébé frunció las cejas, desafiante; tenía un extraño gusto en la boca. La vio remover la lengua dentro de las mejillas, y comprendió. De repente se sonrojó, acababa de reconocer el gusto.

—¿Llevas rato aquí?

—Acabo de entrar. Tienes el sueño realmente ligero ¿sabes?

Se incorporó en la cama, se sentó y le escrutó con la mirada. Al tener el maletín delante de él, no pudo ver que se había olvidado de cerrarse la bragueta. A los pies de la cama, se hallaba una silla de cuyo respaldo colgaba un par de medias y unas bragas. Tiró de ella y se apoyó. Sacó su paquete de Camel del bolsillo. Encendió un cigarrillo, pegó una bocanada y dándole la vuelta se la ofreció en un gesto de paz.

—¿Quieres un pitillito?

Cogió el cigarrillo y le pegó una calada. El gusto del tabaco le quitaría el otro gusto.

—¿Qué quieres de mí?

—Tan sólo quería darte las buenas noches. No hemos tenido mucho tiempo de hablar. Y, bueno, también he oído algunas cosas. Parece que tienes un problema con mi primo ¿no?

Predicando la mentira para averiguar la verdad, dijo negligentemente.

—Se quejó a tu madre. Parece que te lanzas sobre su pepino en cuanto puedes.

Bébé abrió los ojos como platos por la indignación.

—¡El muy cabrón! Es él el que me ha forzado. Me amenazó con contarle a mi madre que hago cosas con mi hermano... y ...

¡Mierda! Otra vez había vuelto a meter la pata. ¿Pero es que se lo tenía que contar a todo el mundo? Viendo, Ernest, que se arrepentía de haber hablado demasiado, vino enseguida a echarle un cable.

—¿Con tu hermano? ¿No me digas? ¡Vaya tela! Aunque tampoco es para montar tal número. Al fin y al cabo es normal, de algo sirve tener un hermano. Todas las hermanas hacen lo mismo que tú. Yo, cuando era pequeño, fue con mis hermanas mayores que me inicié. Es así cómo se aprende. Después enseñé a las pequeñas; eso pasa en todas las familias.

No acababa de saber si bromeaba. Este tipo era un fantoche con el que era imposible adivinar lo que pensaba de verdad.

—Además —añadió Ernest para darle más veracidad al asunto, con un hermano—, todo queda en familia. Más vale hacer eso con un hermano que con un extraño. Así, te aseguras de no pillar ninguna enfermedad. ¿Y por eso tu madre te quiere meter en un internado? ¡Pues sí que es retrógrada, tu madre!

Bébé negó con la cabeza.

—No, no es por eso: no sabe lo de Bertrand. Beau-P' no se lo ha dicho. Es porque nos ha sorprendido a Beau-P' y a mí mientras que...

Se puso como un tomate; la confesión no acababa de salir de sus labios. Lentamente, bajo las sábanas, sus rodillas se desdoblaron.

—¡Ah sí! Ya me he enterado; estabas pelándosela.

Se sobresaltó

—¿Te lo ha dicho?

Ernest, se rió sarcásticamente y le mostró el dedo meñique.

—Es él quien me lo ha dicho. Así que por eso, ese cabrón te ha acusado para poder cobrarse derechos de aduana. ¡Qué canalla! Es un auténtico hijo de puta. En la cárcel había algunos como él que ofrecían el culo a los matones y denunciaban a los compañeros para sacar tajada. ¡Repugnante!

Bébé le contemplaba con la boca abierta. ¡Vaya número de tío! Se olvidó de sujetar la sábana que se bajó a la cintura. A través del camisón, apuntaban los pezones de sus pechos.

—¡Qué cosa más bonita tienes ahí! ¿eh? —susurró Ernest señalándolos—. ¿No me las quieres enseñar, esas peritas tan lindas?

¡Pero qué imbécil! A su pesar, Bébé río entre dientes estúpidamente. Dudó en cubrirse con la sabana, hizo un amago de subírsela, pero renunció finalmente alzando los hombros. Los ojos del presidiario le cosquilleaban los pezones. En el fondo era bastante divertido, éste cabrón. Sabía muy bien porqué había venido a su habitación. No había que hacer ningún máster. Pensó en su madre que dormía tranquilamente sin imaginarse nada. Se le removieron las entrañas.

—Hacía siete años que no veía un par de tetas tan bonitas fuera de las revistas. Ya podrías enrollarte y enseñarme las tuyas. Te prometo no tocarlas.

—No te cortas un pelo tú, ¿no? ¿Y por qué te las tendría que enseñar? Además, ya las estás viendo, esta cosa es transparente.

Sacó el pecho coquetamente haciendo resaltar sus pezones. Espiaba a Ernest a través de las pestañas.

—No es lo mismo a través...desnudos, es mejor, es más vivo. ¡Sé buena, anda! Además, piensa un poco, te van a meter en un internado. A ti que tanto te gustan los chicos, vas a tener que apretarte el cinturón durante una temporadita. ¿Por qué no nos lo pasamos bien los dos? ¿vale?

Ella alzó los hombros sin responder. Empezaba a sentir calor entre sus muslos.

—Tienes los botones que sobresalen, —murmuró Ernest inclinándose para admirarlos—. ¡Mira, como levantan el nylon!

Ella bajó la mirada. Ernest alargó el dedo para rozarle un pezón a través del nylon. Ella tembló y lo miró fijamente.

Él le tanteó prudentemente uno de los pechos.

—¡Quítame la mano de encima o grito!

Retiró la mano con prontitud. Un poco desconfiado la oyó reírse entre dientes. No entendía nada con esta chica.

—¿Te has acojonado, verdad? —ella se lamió los labios—. No habría gritado. No es mi estilo.

—¿Cuál es tu estilo?

No respondió. ¡Cómo si fuera difícil, adivinarlo!

—Tú vas a causar más de un desgracia en el internado. Todas las crías se matarán por ti. Esos angelitos de internados son todas tortilleras. Es igual que las mujeres que trabajan en la cárcel de mujeres. ¿Ya te lo has hecho con alguna chica?

Pillada de improviso, Bébé sacudió la cabeza. No, no lo había hecho nunca. Con todos esos chicos que tenía a su disposición, ¿para qué iría a montárselo con una chica? ¿Y además cómo se lo montaría? Frunció el entrecejo, al quedarse sinceramente perpleja.

—¿Hacer qué? ¿Qué se puede hacer con una chica?

—¿Qué haces con los chicos? Se las chupas ¿no? Pues, con las chicas, es lo mismo. Os laméis el chochito. Es como en la cárcel, nos dábamos por el culo entre los tíos para sustituir a las mujeres. Sin embargo no éramos maricones.

Vio brotar un reflejo soñador en los ojos de Bébé. Se había dejado lamer, muchas veces, por los chicos. Y le encantaba eso. Se preguntó qué efecto le podría causar lamer a una chica. Ernest acercó la silla y volvió a apoderarse de una de las tetas. Le había dicho que no iba a gritar ¿Por qué agobiarse, entonces? La calibró, la palpó. ¡Qué maravilla! Con el pulgar, le acarició la punta que empezaba a brotar. Las aletas de la nariz de Bébé temblaban, con los ojos bajos, ella le miraba a través del pelo que le caía por el rostro. Le tironeó suavemente un pezón. Ella entreabrió los labios.

—¿Sabes chupar bien a los chicos, al menos?

El Camel que había olvidado, se consumía entre los dedos. La pinzó como hacían los presidiarios para apagar la ceniza entre el pulgar y el índice. Bébé se extrañó.

—¡Anda!... ¿no te quemas cuando haces eso?

—Todo es acostumbrarse. Las colillas no me queman. Lo que me quema, y no sólo en los dedos, son la punta de tus tetas.

De nuevo, esa risa tonta, tan excitante. Hacía girar la punta elástica entre su pulgar y su índice.

—No has respondido. ¿Los chupas bien?

—Nunca se han quejado —dijo muerta de risa Bébé.

¡Maldita furcia!

—Y a los señores, ¿los chupas bien? Hablo de Beau-P', claro. Apuesto a que los mamas muy bien, se ve eso en tu boca, es una boca de mamona, de pequeña glotona.

Dejó caer su caja de herramientas de las rodillas y dejó salir su sexo de su pantalón abierto como un demonio de su caja. Los ojos de Bébé se agrandaron cuando vieron el glande rojo que emergía del prepucio.

—¿Te gusta mi serpiente con gafas? —preguntó Ernest levantándose y presentándoselo a la cara.

Bébé hizo un mohín. No era tan gorda como la de Beau-P', pero era bastante grande, de todos modos. Bastante más grande que la de Jérôme e incluso que la de Emile. Y el glande tenía una extraña forma, un poco aplastada.

—En la cárcel, se la metía en el culo a los chicos, pero la puedes chupar, tranquila, la acabo de lavar hace un rato.

Omitió decirle que, en realidad, había sido con su propia boca. Se acercó y al no retroceder, se vio obligada a bizquear para mirar el grueso glande que se balanceaba en sus narices.

—Cógela con tu manita ¡sé simpática, anda! mendigó. No tengas miedo, no te va a morder.

Ella sacudió la cabeza, acentuando su mohín.

—¿Y ahora qué, más? ¿Por quién me tomas? ¡Guárdate eso! Debería de darte vergüenza.

No se dejó engañar por sus aires de mojigata. Quería hacerse rogar, sólo para guardar las formas. Conocía a ese tipo de zorras, se mojan cuando saben que andamos sobre brasas ardiendo.

—Mira estas preciosas pelotas, le dijo para tentarla.

Y levantó sus cojones con la palma de la mano.

—Están tan llenas que están a punto de estallar, y eso que acabo de meterle un viaje a tu madre, pero me queda reserva.

—¿A mi madre? ¿Qué dices? Mi madre está durmiendo; ha debido de tomar sus comprimidos...

—Exacto, no se ha dado cuenta de nada. Y ese gilipollas que dormía a su lado, tampoco se ha enterado de nada.

Atónita, levantó los ojos hacia él. Algo le decía que no mentía. Le recorrió un escalofrío por todo el cuerpo.

Le dio miedo, de repente, ya no le parecía tan divertido. Sin embargo, ese mismo miedo tenía algo de delicioso que le hizo abrirse y mojarse.

—¿Has hecho eso?

—¡Palabra de honor! ¡Anda, venga, una mamadita! ¡Sé buena!...

Le acarició la cabeza suavemente y la cogió de la nuca para traerla hacia él.

—¡No, suéltame! Quiero hacerlo, pero no quiero que me sujetes.

Retiró la mano, pero le acercó la polla. El glande rozó los labios de la joven. Le dio la impresión que intentaba no reírse. Le pasó el capullo por la boca por dos veces, forzando los labios a abrirse.

—Abre la boca, sólo te meteré la punta.

Ella sonrió divertida; todos decían lo mismo.

Como ellos, Ernest aprovechó que ella separaba los labios y le metió el glande en la boca. Colocó la lengua encima para pararle. Se inmovilizaron. Siempre le parecía algo muy fuerte cada vez que algún tío le metía su asunto en la boca por primera vez. Este sabía lo que hacía. No la movía. Sintiéndose más tranquila, dejó que su lengua se empezara a mover. Enseguida reconoció el gusto que había tenido en la boca, hacía un rato y estuvo seguro que se la había metido dentro mientras dormía. En vez de indignarse, este pensamiento la excitó. Se tragó el capullo como si fuera un bombón enorme y dejó que le metiera el rabo hasta el fondo. Ella pensó que se la debía de haber metido a su madre y que de ahí venía ese gusto tan particular, ligeramente asalmonado. Cerró los ojos para concentrarse, giró su lengua alrededor del glande a toda velocidad. Ella llamaba a eso la hélice de

pente, la curiosidad le inflamó los riñones. Ella volvió a pensar en lo que le había dicho. Mañana, estaría encerrada con chicas; no más chicos. De un gesto irreflexivo, le agarró el rabo. Él entendió lo que pasaba en esa cabeza.

—Ya verás, lo haré suavemente, entrará como una carta en un buzón. ¡Venga, relájate!

Le quitó el camisón, cuando se quedó desnuda, la tiró del brazo. No hubo necesidad de insistir, ella estaba acostumbrada. Enseguida, se volvió y se postró para ofrecerle la estrella oscura o la abertura rosada que, vista desde atrás se entreabría como un rombo. Encantado de que se mostrase tan solícita, Ernest para no alargarse en exceso, se quito galantemente su pantalón y lo dejó caer a sus pies.

—Lo harás de verdad despacio ¿vale? —le recomendó Bébé—. Hay chicos que me hacen daño.

—Cuando te haga daño, me lo dices y la sacaré. Y volvemos a empezar, hasta que se dé de sí ¿Te parece?

Asintió con la cabeza y hundió los riñones para hacer sacar mejor su aureola fruncida. Vio un poco de carne rosa en el centro de la diana marrón. Le pasó el capullo por la abertura para remojárselo, después se la apoyó en el hueco de la corola y empujó con delicadeza infinita. Se sintió gratamente sorprendida al ver la cantidad de precauciones a las que no estaba acostumbrada por parte de sus otros compañeros sexuales, Bébé tras su crispamiento inicial, se relajó. El glande se deslizó en el interior de su ano como un grueso supositorio.

—¿Ves? Nos quedaremos así todo el tiempo hasta que te acostumbres. ¿Vale? Sólo la punta.

—¡Vale!

Le temblaba la voz, pero no de temor. Empezó a toquetearle la raja por delante y, con la otra mano, le cogió un pecho para agarrarla bien cuando le metiese la tranca de un golpe hasta la garganta, como si la ensartase. Iba a experimentar la mayor sorpresa de su vida, esta monada. Bajo su mano, sintió su corazoncito latir violentamente; su corazón latía con tal fuerza que debía de asustarla, pero le tenía que gustar aquello.

Cuando estaba a punto de ensartarla, cambió de opinión. ¿Y por qué no jugar sobre terciopelo? para cambiar de registro un poco. Esa chica era un poco viciosilla, sería aún mejor que destrozarla como a un presidiario. Sintió que ella empujaba desde el interior de su culo para tragar su glande más profundamente. Empujó por su parte, hundiendo algunos centímetros más.

—¡Uy! ¡Despacito, suavemente!

—¿Te hago daño? ¿Quieres que te la saque?

—No, la puedes meter un poco más profundamente, pero con suavidad.

Aceptó solícito, clavándosela dos centímetros más.

—Haz ¡oh! con la boca, como si estuvieras sorprendida.

Obedeció intrigada. Instantáneamente sus nalgas se ablandaron y sintió que su ano se abría como una rueda. La sorpresa la hizo gemir. En un instante como un pez gordo, la polla acababa de entrar hasta el fondo. No le había hecho daño. Las pelotas de Ernest colgaban entre sus propios muslos, las podía ver por debajo. Le dio risa, deslizó una mano en la parte baja de su vientre y le acarició.

—¡Oh!... qué bien te siento... y no me haces daño....te noto casi en el fondo de mis tripas.

—Qué rico, ¿eh? Te gusta ¿verdad?

—Sí... ¡Pero que gordas son! (le calibraba las pelotas). ¿Por qué son tan gordas?

—Porque están llenas. Pero las voy a vaciar ¿vale? Te voy a dar bien por el culo ¿vale?

—Sí, dame por culo... ¡Oh! ¡Sí, dame por el culo así de bien!

Se sintió desconcertado al oírla ponerse a gritar. Ella acababa de acordarse del internado que la esperaba, y que sería la última vez antes de largos meses en que pudiera volver a ofrecer su culo.

Ernest se retiró a medias para volvérsela a meter hasta el fondo. Ella lloraba, pero se abría bien. No tenía la más mínima dificultad en penetrar, estaba tan lubricada por el culo como cualquier otra por la vagina.

—¡Joder! Te voy a soltar toda la leche —dijo en un gruñido, perdiendo su sangre fría—. Ya no respondo de mí ¡espérate a la sorpresa de tu vida!

Se retiró dejando apenas el glande dentro de ella y se disponía a hincársela hasta el fondo. La iba a hacer aullar un buen rato. El silencio era tan perfecto, tan cargado de expectativas que ambos oyeron crujir la tarima del suelo en la planta baja.

—¡Mi madre! ¡Es mi madre! —murmuró Bébé—. Es ella, reconozco sus pasos. No quiere hacer ruido para no despertar a nadie.

Aguzó el oído. Un nuevo crujido, furtivo, le acarició el tímpano. Alguien subía las escaleras con infinitas precauciones.

—¡Oh, Dios mío! No debe encontrarte aquí ¡no debe!

Precipitadamente, se retiró, recogió su maletín y buscó una salida. No había. Estaba atrapado sin salida.

Bébé se sentó en la cama. Le enseñó la ventana con gesto imperioso.

—Quédate en el quicio de la ventana ¡rápido! Te avisaré en cuanto haya bajado. Viene a ver si estoy durmiendo, la conozco. Ha debido de tener algún remordimiento. ¡Venga, rápido! Ya lo hemos hecho en otra ocasión, mi hermano y yo, no hay riesgo.

Buscó su pantalón, pero no lo encontró, lo había debido de lanzar debajo de la cama de un puntapié; de todos modos, ya no tenía tiempo, los pasos furtivos llegaban al final de la escalera, en diez segundos la madre estaría aquí. Se dejó llevar hasta la ventana que Bébé abrió sin hacer ruido. Se inclinó. Ella le señaló el quicio, bastante ancho, una especie de cornisa que sostenía el canalón de desagüe. Había sido ladrón de tejados, no era necesario hacerle un dibujo. Franqueó la ventana dándose en las pelotas al pasar, y colocó los dos pies en el exterior. Después se desplazó lateralmente para esconderse detrás de la contraventana mientras Bébé cerraba la ventana.

Esperaba que no tardase demasiado en quitarse de en medio a su madre porque se le estaban quedando los cojones seriamente congelados sin sus pantalones. Eso sin tener en cuenta que, además, podían verle de fuera con este cielo estrellado. Pues si que iba a hacer un buen papel, si algún vecino insomne se le ocurría mirar por la ventana y lo veía allí, agarrado a la hiedra que cubría la fachada, con el culo al aire.

No solo tenía las pelotas congeladas, si no que además estaban tan hinchadas por el aflujo de esperma que tenía la impresión que se le fueran a explotar. Tenía tal presión que la próstata le daba punzadas, parecía que le estuviesen clavando alguna aguja dentro. Esperaba que la muchacha hubiese tenido tiempo de esconder el pantalón que había dejado tirado por los pies de la cama. Si la madre lo encontraba, estaba apañado; podía olvidarse de la reinserción social.

XI. La paliza... por delante

Tras correr las cortinas de las ventanas, Bébé se fue corriendo a su cama. Vio el pantalón de Ernesto, lo enrolló y lo metió bajo el colchón. ¡Ojalá le diese tiempo meterse en la cama y hacerse la dormida! Su madre no se atrevería a despertarla y volvería abajo, podría entonces recuperar a Ernest. Alargó la mano para apagar la lamparita de noche deslizando una pierna bajo la sábana. Demasiado tarde. Antes que pudiese apagar la luz, la puerta se abrió y Beau-P′ en pijama de seda negra, entró en la habitación. Se quedó estupefacto al verla en pelotas.

—¿No duermes?—dijo extrañado—. ¿Tenías encendido?

Cerró la puerta tras de sí y volvió a ponerse las zapatillas que tenía en la mano.

—¿Qué narices haces desnuda? ¿Tanto calor tienes? ¿Y por qué estás levantada?

Bébé se metió en la cama y se tapó hasta la barbilla.

—He ido al baño a mear, tengo derecho ¿no? Y duermo en pelotas si me da la gana. No tengo que rendirte ninguna cuenta. Y ahora, lárgate. Ya te tengo demasiado visto ¡pedazo de cabrón!

—¡Pero bueno, no hay que enfadarse tanto, mi niña! Dijo Beau-P′ extendiendo las manos con ese gesto implorante que había funcionado tan bien con la madre. He venido precisamente para que pudiésemos hablar. No has estado muy elegante antes.

¿Elegante? ¡Ésa si que era buena!

—¿Y tú, qué? ¿No me has vendido, tú?

—No tenía elección, Bébé. Había que evitar lo peor. Me estabas acusando y te la tenía que devolver. ¡Ponte en mi situación!

¡Qué cabrón! Un cinismo tal la dejaba completamente alucinada. Mientras buscaba sus palabras se sentó en la silla que había ocupado Ernest. Pensó en el presidiario en pelotas en la cornisa. Tenía que quitarse de en medio a toda prisa a ese maldito fariseo.

—¡Lárgate de aquí, Beau-P'! ¿Me oyes? Y rapidito si no quieres que llame a mamá. Veremos si es verdad que soy yo quien se tira sobre tu pepino desde que se vuelve de espaldas,

—No harás eso —dijo tranquilamente Beau-P'—. No eres tan gilipollas. Te olvidas que no le he contado todo a tu madre. No le he contado lo de tu hermano.

Vio que había acusado el golpe.

—Un primo, no cuenta mucho —prosiguió—, pero un hermano... piensa en tu madre, con sus ideas estrictas, su educación religiosa. El incesto...

Dejó que la palabra se grabase en la conciencia de la jovencita. Ella sabía que decía la verdad, su madre, con el tiempo, le perdonaría todo, pero ¿eso? ¡Jamás!

—Eres verdaderamente un tipo repugnante ¿sabes?

Beau-P' adquirió un aire modesto.

—Hacemos lo que podemos, nenita. Pero te haré notar que tú tampoco eres un dechado de virtudes morales.

—¿Qué quieres! ¡Habla de una maldita vez!

—¿No lo adivinas?

Beau-P' cruzó las piernas con toda tranquilidad. Necesitó un buen rato para que Bébé comprendiera.

Era demasiado, no se lo podía creer. Después de lo que había pasado, todavía tenía la jeta de ...

—Quieres reírte, supongo. ¿Cómo puedes imaginarte por un solo instante? ¿Quieres que te diga algo? Me das ganas de vomitar. ¡Preferiría reventar, antes!

—No podemos separarnos así, bonita —dijo Beau-P' con tono almibarado—, siempre hay que terminar lo que se empieza.

Un escalofrío de rabia recorrió el cuerpo de Bébé. Si sus ojos hubieran podido matar, su padrastro, hubiera hecho de blanco. El muy cabrón la tenía pillada y se divertía al verla tan impotente. Su madre no tenía que saber lo de Bertrand, le metería a él también interno y haría todo lo posible para separarlos de por vida. Su hermanito era parte de ella. No podía hacerle eso. El desespero sucedió a la cólera y se deshizo en lágrimas.

—¡Oh, Beau-P'! ¿Por qué eres tan cabrón? No serás capaz de hacer eso ¿verdad? ¿No le dirás lo de Bertrand? ¡Él no te ha hecho nada!

Si contaba con apiadarle con sus lágrimas, estaba realmente apañada. Poniéndose cómodo, Beau-P' se recostó contra el respaldo de la silla.

—Claro que no le diré nada... ya que vamos a llegar a un acuerdo. No serás tan tonta, no hasta tal punto ¿no? ¿Qué te cuesta? Si lo haces con los demás ¿por qué no conmigo? ¡Hay que ser coherente!

Sentada en la cama, con las rodillas levantadas, Bébé apoyó la frente sobre éstas y se volvió a echar a llorar. Se había olvidado por completo de Ernest, en lo único que podía pensar era en lo que iba a ocurrir ahora. Porque se iba a dejar hacer ¡claro! ¿Tenía alguna otra elección? Se abrazó a las piernas y hundió la frente entre las rodillas sacudida por fuertes sollozos. Al tiempo que lloraba cuidaba el momento en que su padrastro viniese a tocarla. Ella sabía que él lo iba a hacer; estaba completamente desnuda, tan sólo tenía que tirar de la sábana y meterle la mano entre los muslos. Desde que le tocaban la raja o que le metían un dedo en el culo ¡estaba lista! Él lo sabía. Pero Beau-P' la dejó llorar hasta vaciarse sin hacer la menor tentativa. Esperó a que ella levantase la cabeza, realmente un poco extrañada, y que le mirase interrogativamente a través de las lágrimas.

—No te quiero forzar —le susurró—. Quiero que venga de ti.

—¿Qué es lo que quieres? —le respondió con el mismo tono.

Se sorbió los mocos. Él le dio un pañuelo de papel y esperó a que se sonara. De nuevo le preguntaba con la mirada. Mejor terminar cuanto antes, puesto que tenía que pasar.

—¿No tienes calor bajo esa sábana?

Era eso entonces. Alzó los hombros y echó las sábanas a los pies. Sentada desnuda en mitad de la cama, con las rodillas levantadas, los pechos aplastados contra los muslos, ofrecía un cuadro verdaderamente delicioso, con las mejillas bañadas en lágrimas. Beau-P' descruzó las piernas para dejar a su estaca a su aire, que ya apuntaba por la raja del pijama. Bébé pestañeó al ver asomar su pene en erección. Empezó a calentarse, le empezaba en las tripas y en la punta de sus senos. Siempre le había gustado que la forzaran, en el fondo de ella debía de guardar una naturaleza de hembra sumisa; por eso se dejaba «violar» tan frecuentemente por los amigos, a los que le gustaba empujar hasta el final. Su respiración cambió de ritmo cuando vio a Beau-P′ acercando la silla.

Le señalo la almohada y los almohadones.

—Coge todo eso y ponlo en la mitad de la cama, haz una pila con todo eso en el lugar en donde estás sentada ahora. Y ven a asentarte en el borde de la cama frente a mí.

Cuando se dio cuenta de lo que él tenía en mente, hizo una pila con la almohada y los almohadones y se apoyó sobre estos frente a Beau-P′. Sus rodillas se tocaban. Como esperaba, ella abrió las piernas de par en par para que pudiese ver la raja y se dejó caer en las almohadas apoyándose en los codos.

—Sube las piernas, pon tus pies sobre el colchón quiero verte la raja del culo también.

Ella siguió las directrices e instaló impúdicamente su mercancía bajo sus narices. Él bajó la mirada, escrutó la carne abierta y la pequeña estrella marrón. Bébé sintió cómo se endurecían la punta de sus senos; un temblor familiar se despertó en el arco de sus riñones.

—¡Eres tan indigno! —murmuró ella—, soy casi tu hija.

—¿Te quieres reír?, abre bien tu almeja, ábrete cuanto puedas... —ella lo hizo así—. ¡Hay que ver cómo te mojas! Incluso peor que tu madre, —nunca había visto antes mujeres que se mojasen de esta manera.

Esta alusión a lo que hacía con su madre le produjo un extraño desazón. Beau-P′ seguía sin tocarla, se contentaba con mirarle el coño. El temblor interior se hizo más fuerte, sobre todo en los riñones y tenía el clítoris absolutamente tieso.

—¿Te acuerdas de lo que me has dicho antes?

Había dicho tantas cosas; sacudió la cabeza sin quitarle la vista de encima. ¿Pero qué les pasaba a todos que les gustaban tanto mirarle el coño? ¡Total, no era más que una abertura con pelos alrededor!

—Que aprovechaba cuando te daba la paliza para meterte el dedo dentro. ¿Te acuerdas?

Asintió con un gesto precipitadamente. Le enseño el índice.

—Y bueno, te lo voy a meter de verdad, ahora. Y de frente para que me veas bien metértelo.

Hizo lo que dijo. Con la punta del dedo que alargaba hacia delante le abrió la raja, justo debajo del clítoris. Tuvo como una sacudida eléctrica. El dedo subió, rozó el clítoris, bajó. Conteniendo el aliento, miraba, alternativamente, a Beau-P' y al dedo que iba y venía. Roja como un tomate, se estremecía de la cabeza a los pies. El dedo exploraba el más mínimo repliegue, insistía, se arremolinaba.

—Entonces ¿tienes algo más que decir? Te la estoy tocando ahora, la abertura. No estoy fingiendo. ¿Notas como te la estoy tocando? ¿Lo notas bien, mi dedo?

—Sí, Beau-P'... Lo siento.

Lo hacía subir y bajar a intervalos y cuando llegaba arriba, le frotaba viciosamente el botón.

—Te lo meteré en el culo, ahora, el dedo ¿me dejas? Responde.

—Sí, Beau-P'... Te dejo.

—Le enroscó el índice en el ano hasta el fondo. Bébé hipaba.

—¿Ves? No tengo problemas con tus agujeros. Te los toco cuando quiero y tú te dejas hacer. Ya no te haces la orgullosa como hace un rato ¿eh? ¡Te voy a enseñar a hablar con arrogancia!

El dedo iba y venía; el ano se crispaba y se relajaba por espasmos. Con la boca abierta y aspecto atontado, Bébé se abandonaba.

—Te gusta esto ¿eh? No digas que no, ahora.

—Es verdad, Beau-P' ¡Me gusta! ¡Oh, Dios mío!... ¿Cómo lo voy a hacer en el internado?

—No te preocupes, las bolleras se ocuparán de ti como mereces. No dejarán tirado a tu culito.

La masturbó un rato, con las dos manos, toqueteándole la raja, explorándole el ano en profundidad; apoyándose sobre las manos, ella levantó la pelvis, se abría jadeante. El flujo salía de su interior como de una fuente.

—¿Sientes cómo te toco el clítoris? ¿Y en el culo, lo sientes bien el termómetro?

Hizo un signo asintiendo; sentía todo. Soy una perra de verdad, pensó ella, no tengo el más mínimo pudor; pueden hacerme todo lo que quieran y lo acepto todo.

—Tendrías que abrirte más ahora.

No daba crédito a sus oídos; se le escapó una risa ahogada. ¿Cómo podría abrirse aún más? Él se lo explicaba pausadamente. Le hizo que se cogiera por los tobillos y se tirara sobre la cama, en la pila de almohadas, levantando las piernas hacia el techo y abriéndose bien. Se quedó sin respiración cuando se vio así.

—¡Oh, Beau-P'! eres verdaderamente un cabrón. Sabes lo que tienes que hacer para ponerme en este estado. ¿Pero qué me vas a hacer ahora?

—Te voy a dar la paliza que mereces, desvergonzada. Una paliza por delante.

—¿Por delante? ¡Oh, Beau-P'! no quieres decir...

—Sí, en el coño, eso es exactamente, Señorita.

—¡Oh, Beau-P'! ¡Qué ideas tienes!... ¡Eres realmente un retorcido! ¿Sabes? En el... ¡Oh, no me pegarás demasiado fuerte! Tiene que hacer realmente daño, por delante.

—Golpearé exactamente lo que sea necesario. Ya verás como te gusta. Tu madre se vuelve loca cuando se lo hago.

Bébé se estremeció. Le costaba imaginarse a su madre en esa pose. Se arrodilló delante de ella y, suavemente primero, se puso a palparle el coño con la palma de la mano. Una ráfaga de calor le subía por el vientre de Bébé. Era una locura esta historia, era absolutamente inimaginable las sensaciones que producía. A cada azote, la raja se abría más, los labios del sexo, comprimidos, se aplastaban, el clítoris experimentaba una especie de sacudida eléctrica; le subía hasta los pechos, y le llegaba hasta la garganta.

—¡Ay, Beau-P'! ¡Beau-P'...!

Acentuó el ritmo, azotándola más fuerte; en esa postura la vagina se abría, las sacudidas alcanzaban directamente la mucosa y hacían fluir el líquido.

—¡Oh, Beau-P', malo! —musitaba con admiración Bébé—. ¡Cómo se puede llegar a ser tan vicioso!

—¿Vicioso? ¿No me irás a negar que te gusta?

—¡Oh, claro que me gusta! Pero eso no significa que no sea de un vicioso extraordinario. Dame más fuerte ¡qué rico! Qué bien me tocas... Nunca ningún tío me ha hecho lo que tú me haces. ¡Ay, por favor, lámeme un poco! Estoy demasiada excitada y me quema demasiado.

—Voy a hacer algo mejor que lamerte —dijo Beau-P' levantándose

Y le paso el capullo por la raja. Con la respiración entrecortada, Bébé le miraba con los ojos como platos. Estaba tan abierta en esa postura tan increíble y estaba tan caliente por la paliza sobre el coño que no tuvo ninguna dificultad en introducirle el glande en la vagina.

—¡Beau.P'! ¡Cabrón! —gritó ella—, ¿no irás a hacer esto?

Él la miró con una sonrisa de oreja a oreja y con el glande metido en el agujero. Bastaba con un centímetro más y estaba hecho.

—No lo vas a guardar toda la vida tu virgo ¿no?

—¡No, Beau-P'! ¡No lo hagas! ¡No por delante! Métemela por detrás si quieres, pero no por delante. ¡Te lo ruego! Me porto bien ¿ves? Te dejo hacer todo lo que quieres. Pero por delante, no...

Dudaba. No comprendía porqué, siendo tan caliente como era por el culo, se privase de lo mejor.

—Si lo haces, se lo diré a mamá —le amenazó Bébé—. ¡Te juro que se lo contaré!

Sentía la gruesa punta entrar y salir, no se atrevía a moverse apenas por temor a precipitarse ella misma en un falso movimiento hacia la penetración. Ella le había prometido a su hermano que sería él quien la desvirgaría la víspera de su boda. No quería estropear eso. Un sudor frío le bañaba el cuerpo.

Estaba tan aterrada que ya no respondía de ella misma. Si Beau-P' se la metía más adentro, ya lo sabía perfectamente, estaría encantada, en el momento, echaba tanto de menos experimentar la sensación de ese sitio, pero no podía hacerle eso a su hermano. ¡Se lo había jurado! Se puso a lloriquear, con el labio inferior en un puchero.

—¿Lloras, Bébé? ¿Lloras, mi niña? ¿Estás enfadada con mamá? ¿Estás llorando sola en tu camita?

El pánico les petrificó, pegados el uno al otro, como dos perros en la calle. Se miraron aterrorizados. La voz de Laura, empastada por los somníferos, tropezaba en cada sílaba, como la de un borracho.

—Mamá te va a consolar... No llores así, niña mala. Es por tu bien que te mando a un internado. Te encontraremos rápido a un marido...

Maquinalmente, Laura hizo girar el picaporte. Helado, Beau-P′ pegó un salto silencioso hacia la puerta. Apoyándose en ella con todas sus fuerzas. Con ojos espantados, Bébé rehacía la cama a toda pastilla, volvió a colocar la almohada y los almohadones en la cabecera y se metió bajo la sábana que se subió hasta la barbilla. Cada uno, por su lado, su madre y su padrastro empujaban la puerta.

—¡Vaya! —dijo Laura con voz pastosa—, que tonta estoy... ¡Qué imbécil! Me he olvidado la llave abajo.

Se agachó para hablar por la cerradura y levantó la voz.

—Voy a buscar la llave, espérame. No te quería despertar, cariño. Estaba buscando a Beau... no está en la cama, me pregunto dónde se habrá metido a estas horas.

La oyeron alejarse. Beau-P′ no comprendía nada. ¿Por qué iría a buscar la llave si la puerta no estaba cerrada? De hecho ¿por qué no estaba cerrada esa puerta? Se acordaba perfectamente que Laura la había cerrado. Había un misterio ahí que renunció a aclarar por el momento. Había otra urgencia que resolver. Entreabrió la puerta con sumo cuidado, su mujer bajaba las escaleras. Salió al pasillo, cerró la puerta sin ruido y pegado a la pared se deslizó hasta subir al piso superior. Se quedaría ahí hasta que Laura volviese y entrara en la habitación de su hija. Entonces, bajaría a la planta baja para regresar a la cama conyugal.

Estaba a medio camino cuando, de repente, oyó la voz de Laura pararse.

—Beau no puede estar en la habitación de ella —masculló. Siempre hablaba en voz alta cuando tomaba esa porquería de comprimidos; parecía una sonámbula—. No puede estar dentro ya que la puerta está cerrada con llave. La dejaré dormir. Subiré a la habitación de Bertrand, puede que Beau esté con él.

¿Y por qué habría ido a ver a ese pobre gilipollas? Se indignó para sí Beau-P' ¿Me toma por un maricón o qué?

Cuando estaba drogada así y se despertaba en ese estado comatoso, Laura era incapaz de hilar dos ideas con sentido. La vio que volvía a subir. Titubeaba; esa porquería de comprimidos volvía a hacerle efecto. Luchaba contra el sueño mientras subía las escaleras. En realidad, a lo mejor estaba soñando. No estaba verdaderamente despierta. En cualquier caso, por la mañana no se acordaría de nada. Estaba completamente segura de ello. No era la primera vez que la recogía dormida en otra habitación y la volvía llevar a la cama.

De vuelta al rellano del primer piso, Laura se debatía con el sueño. Una pesadez invencible le hizo doblar las rodillas y con un suspiro casi voluptuoso se tumbó sobre el suelo, delante de la puerta de Bébé y se puso a roncar.

—Pues mira qué bien —pensó Beau-P'.

¿Qué debía hacer? ¿Bajar, pasar por encima? ¿Y si se despertaba? Podría darse cuenta de todo. Muchas veces tenía fases de lucidez en ese tipo de crisis sonámbulas. Prefería no arriesgarse demasiado. Una vez tomada la decisión, se sintió mejor. Dándose la vuelta, fue a abrir la puerta de la habitación del amigo. Ernest entendería, él conocía la vida.

Beau-P' se paró en el umbral. La habitación estaba encendida, la cama vacía y la ventana abierta.

—¿Dónde se ha metido este cabrón?

Y entonces pensó: la puerta que debía estar cerrada con llave y que no estaba. La caja de herramientas de Ernest. ¡Todo encajaba! ¡El muy canalla! Fue a asomarse a la ventana y ¿qué vio? Pues a Ernest. De pie, sobre la cornisa, medio en pelotas y que intentaba entrar por la ventana de Bébé. ¡Ay! El falso hermano, el muy canalla ¡qué sabandija! ¡Iba a saber éste lo que era bueno! Pero de repente, miró mejor. Ernest todavía tenía una pierna que colgaba por fuera. Beau-P' se dio un cachete en la pierna.

¡Claro! No era en la habitación de Bébé dónde estaba entrando sino en la del hermanito. ¡Ésa sí que era buena! ¡Ernest se había convertido en un maricón! ¡Lo que había que ver! Seguro que era en la cárcel donde había tomado esos malos hábitos; a fuerza de tirarse a maricones había acabado cogiéndole el gusto. Muerto de la risa, Beau-P' se fue a meterse en la cama. No es que fuera a dormir ¡de eso nada! Pero estaría más cómodo, ahí, a la espera de los acontecimientos.

XII. El hermanito

(AVISO CARITATIVO: Este capítulo ha sido escrito a petición de algunos lectores homosexuales que se quejan del ostracismo de los que son víctimas en mis libros. Por una razón análoga, ya había dedicado en uno de mis libros un largo capítulo escatológico, aunque mis gustos personales no vayan encaminados hacia la caca. Por tanto, ruego a los lectores que no les gusten las historias de chicos que se salten este capítulo y pasen directamente al siguiente. En efecto las escenas que vienen a continuación son particularmente repugnantes y diré, incluso, que insoportables para cualquier hetero que se respete. Sí, a pesar de todo lo leen, no vengan a quejarse después; quedan advertidos.)

Hacía más de diez minutos que Ernest andaba jugando a los gatos por los tejados, con las pelotas al aire, pero empezaba a encontrar la broma un tanto pesada. ¿Por qué Bébé no venía a abrirle la ventana? Le dolían los dedos de estar agarrado, sin tener en cuenta que se le congelaban cada vez más. Una brisa ligeramente agria se había levantado y venía viciosamente a helarle las pelotas. De todos modos, no iba a esperar a que amaneciese. Levantó la cabeza para calcular la jugada; la ventana de su habitación que había dejado abierta se encontraba justo en la vertical de la de Bébé. Agarrándose a la hiedra, y apoyándose en los cierres de las persianas y en los conductos verticales de los desagües, no requería ninguna facultad especial, como buen ladrón de tejados, para poder volver a su habitación. Sólo que hacía siete años desde su última escalada y se sentía un poco oxidado. Había cogido peso en la cárcel y ya no tenía la agilidad de antaño. Sería bastante estúpido romperse la crisma y encontrarse en el hospital con una pierna rota o incluso algo peor, y todo eso por un asunto de cama.

Por lo tanto, tenía que encontrar una solución. Siempre había sido frágil de bronquios; y ahora, además de los cojones, el frío empezaba a subírsele a la barriga; seguro que acabaría pillando un buen trancazo si todavía ella tardaba más. Mientras que cavilaba así, sus ojos iban de derecha a izquierda, buscando una salida. Entonces fue cuando se dio cuenta, casi por casualidad, que la ventana vecina de la de Bébé estaba entreabierta. Sabía que era la del hermano. Total ¿por qué no podría pasar por allí? Seguro que el angelito estaría durmiendo; no se enteraría de nada. Bastaba con que atravesara el cuarto, subiese a su habitación a ponerse otro pantalón antes de volver al punto que había interrumpido. Al empezar a desplazarse, con el vientre pegado a la pared, como un lagarto, sintió que se raspaba el glande contra el enlucido e, incrédulo, se miró el vientre. Todavía tenía el rabo tieso, una buena tranca se levantaba entre sus muslos. ¡Dios mío! algo tenía que haberse alterado al pararse en seco como había tenido que hacer justo cuando estaba a punto de salírsele toda la leche. En principio, el frío te encoge los cojones, en cambio, ahora ¡nada de nada! Nunca hasta entonces se había visto el nabo en estas condiciones. Metiendo barriga para no desollárselo, llegó a la ventana del hermanito. Maldiciendo en voz baja, deslizó la mano por la abertura de la ventana, levantó la manija, empujó la hoja, pasó por encima y entró en la habitación tibia. No fue hasta que estuvo dentro de la habitación que le entraron temblores en todo el cuerpo; una reacción, sin duda. Castañeándole los dientes, se dirigió a la puerta a tientas. Estaba tan oscuro como en el agujero del lobo, allá dentro. A medio camino, se golpeó contra una mesa baja que no había visto y tiró algo por el suelo, organizando una escandalera increíble.

¡Esto es típico mío! pensó. Acto seguido, la luz se encendió, deslumbrándole y vio al hermano, en pijama de seda malva incorporarse en la cama, blanco como la pared.

—¡Oh! eres tú, dijo; me has asustado. Pensé que sería un ladrón.

Totalmente confuso, Bertrand se acordó demasiado tarde que el primo de Beau-P' era justamente uno, y...acababa de chuparse siete años, por eso. Después, se dio cuenta de la caja de herramientas que llevaba en la mano. El estetoscopio le colgaba en el pecho... y el par de pelotas que se balanceaba entre los muslos de terciopelo. Furioso, Ernest se subió la camisa para enseñarle la polla. Seguía tan tiesa como antes.

—¿Por qué alucinas de ese modo? ¿Nunca has visto ninguna igual de grande?

—¿Qué quieres de mí? —susurró Bertrand, enrojeciendo como una jovencita.

Sus ojos no acababan de despegarse de la imponente tranca con la punta roja que brillaba entre la mata de pelo desordenado.

¿Que qué es lo que quiero? pensó.

Su decisión fue tomada en un instante. Pues ya que el nene se había despertado, mejor que sirviera para algo, entonces. Si la hermanita no le había abierto sería porque algo se lo había impedido. Quizá fuese que la madre se hubiera apiadado de ella y estuviese consolándola. Pero el hermano estaba disponible y no tenía la menor intención de quedarse con las pelotas hinchadas de esa manera. Era malsano y tenía que vaciarlas. Observó más atentamente al adolescente. Quince años y fresco como una rosa. Más bonito que un San Luis.

—Quiero que me hagas unos mimos, corazón, eso es lo que quiero, ni más ni menos. Después me iré a dormir como un niño bueno con el corazón alegre y los huevos vacíos. ¿Qué quieres que te diga? Me acostumbré en la cárcel a echarme un polvo cada noche ¡fíjate! Maricones no faltan allí ¿sabes? Sólo tienes que servirte a placer. ¡Venga, ven a chupármela un rato! ¡Ya verás, sabe a gloria!

Tiró su maletín en la cama, lo que hizo que el niñato pegara un brinco, y fue directo hacia él. Su enorme polla se balanceaba, amenazante, a cada paso.

—Cómo te acerques más, me pondré a gritar —amenazó el pobre muchachito con voz temblorosa, como si fuera una frágil anciana a la que intentasen robarle el bolso.

—¿Sí? ¡Encantado de oírte pegar gritos! ¿Quieres que le cuente a tu querida mamá lo que haces con tu hermana? ¡Marrano! ¿No te da vergüenza? Una hermana, eso es sagrado, hay que ser verdaderamente innoble...

Veinte minutos antes, ese sofista de Ernest había mantenido la tesis contraria, pero la cuestión no era plantearse ser consecuente o no. Lo que le importaba en ese momento era vaciarse las pelotas, no era capaz de ver más allá.

—¿Cómo?... ¿Cómo lo...? ¿Quién te...?

El angelito balbuceaba. Al llegar al lado de la cama, Ernest le arrancó la sábana. ¡Llevaba un pijama de seda malva! Los hay que se lo saben hacer. Entretanto, hay otros que, durante siete años, se han tenido que apañar en una jaula de cuatro por cuatro con otros tres rufianes pisándose los unos sobre los otros y con un asqueroso olor a queso.

—Pues, ha sido ella quién me lo ha dicho. Acabo de beneficiármela. También me he beneficiado a tu madre. Así que ¿por qué no te va a tocar a ti ahora? ¡Además es gratis!

¡Ese tío tenía que estar zumbado! Una ráfaga de pánico le hizo encogerse dentro de la cama.

—No me hagas daño —le suplicó.

—No te haré más daño del que le hacías tú a tu hermana, corazón mío. Quítate eso... Te puedes dejar la parte de arriba. Tampoco quiero que te pilles un catarro.

Comprendiendo lo que le esperaba, Bertrand se sintió vencido por un estado febril. Ya había hecho esas cosas con Jérôme, pero nunca con un adulto. Y no así como así. Con el primo, sólo lo hacía con la mano cuando Bébé no estaba disponible.

Ernest, de un manotazo, le quitó el pantalón de pijama y le deslizó la mano entre los muslos. Le encantaba masturbar a esos pobres pajarillos mientras les daba por culo; no eran pollas de verdad lo que tenían, eran más bien clítoris gordotes un tanto crecidos. Acarició delicadamente los testículos apenas púberes y la pequeña verga de piel suave. El jovencito se abrió de piernas.

—¿Ya se la has mamado a un tío?

—¡Nunca! ¡Estás loco o qué! —mintió el hermano de Bébé.

A pesar suyo, no podía quitar la vista del enorme dardo rojo que se balanceaba en sus narices. Era muy grande ¡joder! Nunca se la podría meter. Un delicioso estremecimiento de miedo le recorrió a lo largo de la columna vertebral y sintió que se le despertaba el rabo. Ernest estaba muerto de la risa.

—¿Qué, se te está poniendo dura, verdad, nene? ¿No será que se te están ocurriendo algunas ideas?

—¡Por favor, no me hagas eso! ¡No me podré soportar, después!

—Siempre se dice eso y después se le toma gusto a la cosa; la primera vez que me dieron por culo a la fuerza, en la cárcel, me tuvieron que sujetar entre cuatro ¡Me los habría cargado, si hubiera podido! Y después, ya ves, se pasa. Y te diría hasta que no me desagrada en absoluto que me llenen el agujero ¡Es otra cosa, ahora!

Le sacó el capullo sensible del pajarillo y se inclinó para examinarlo de cerca.

—Ábrete más de piernas, cielo, y enséñame tu tesoro.

Ruborizado, Bertrand, se levantó la chaqueta del pijama y obedeció. Entre los dedos callosos del presidiario que trabajaban con una suavidad escalofriante, su tímida virilidad se encendió como la vela rosa de un pastel de cumpleaños con la guinda del glande en la punta. Delicadamente, Ernest se puso a masturbarle. Se sentó en el borde de la cama y, de un empujón, obligó a Bertrand a tumbarse de espalda. Bertrand cerró los ojos, abrumado por la vergüenza. Con la otra mano, le acariciaba los muslos. Acariciaba todavía más suavemente que su hermana. Sintió que se le ponía carne de gallina por todo el cuerpo y dobló una rodilla. Ernest se relamió al ver la pastilla marrón del ano. Se entendían con medias palabras, ya, el hermanito y él. Siempre era igual con esos pequeños tímidos; bastaba con acariciarles el pito para hacer lo que se quisiera después. Se volvían flexibles como el mimbre puesto en agua la víspera. (En la cárcel, Ernest, había hecho un curso de cestería, había que mantenerse ocupado.)

—¿Sabes de dónde vengo, cielo?

—¿De la habitación de mi hermana?

Ernest se moría de la risa; al tiempo que le acariciaba, se chupó la punta del índice y le palpó el anillo. Sintió que se encogía, entonces chascó la lengua, y el otro, asustado, aflojó las nalgas. El extremo del dedo entró en el culo.

—Vengo del talego, imbécil. ¿Sabes qué es el talego? Es la cárcel. Allí, todo es al revés. Pensé que al volver aquí, con vosotros, las cosas se pondrían del derecho. ¡Y aún es peor! ¡Es todavía más demencial aquí que allí! Una hermana que se acuesta con el hermano, una farmacéutica que colecciona bonos rusos y que come tranquilizantes como si fueran caramelos. Al final, terminaré por creer que el talego es el mundo real... Abre bien el agujero, cariño ¿sientes cómo se desliza?

Estrujó la pequeña verga tiesa del angelito en su mano callosa y le clavó el dedo entero en el ano. Esperó una protesta ofuscada... que no llegó, y que la estrechez del anillo se relajase, lo que se produjo casi de inmediato; entonces pudo resbalar el dedo con toda facilidad. Un pequeño masaje en la próstata ¡nada mejor para abrir el apetito!

—Estarías tan mono con una faldita, los ojos pintados y carmín en los labios. ¡Una auténtica jovencita! En la cárcel, disfrazábamos con frecuencia a nuestros maricones, les organizábamos concursos de belleza para elegir la «miss cárcel». Les poníamos medias negras y zapatos de tacón. Nos lo pasábamos genial.

El muchachito lo escuchaba sin rechistar. Parando de masturbarle, Ernest le quitó el dedo del culo. Lo olió. Ningún olor. Un punto positivo para el pequeñín. A Ernest, no le gustaba demasiado el olor a boñiga. Se inclinó, cogió a Bertrand por la nuca, le obligó a levantarse, le puso sentado en el borde de la cama, con las piernas colgando y le presentó el dardo. El otro hizo ademán de negarse, pero un sopapo le disuadió de cualquier veleidad de revuelta y abrió la boca tocándose la mejilla. Era de los que les gustaban las bofetadas. Cogiéndole por las orejas como si fuera una vasija por las asas, Ernest le enfiló su asunto hasta la campanilla. Sintió la legua del hermanito enloquecida y el amago de una tos le hizo pegar un salto. Se echó para atrás, no quería asfixiarlo. Le sacó el asunto enseñándole el glande brillante de la saliva.

—Era una prueba, tan sólo, mi niño. No es una mamada lo que me apetece, si no de algo más cerrado que una boca. ¡Venga, date la vuelta! ¿No me hace falta hacerte un dibujo, no?

Con el asco en el corazón, pero al mismo tiempo lleno de una curiosidad infame, Bertrand tomó la posición que había hecho adoptar a su hermana tantas veces. Al verle arquear los riñones para abrir mejor las nalgas, Ernest sacudió la cabeza, un poco abrumado. La estrella morena se abría encima de las en cantadoras pelotas apenas cubiertas de vello que se parecían a dos gorrioncillos.

Colocó su glande mojado de saliva en el centro del anillo oscuro y, sujetándolo con mano firme, atrajo Bertrand poniéndole la otra mano en el vientre. El muchachito gimió por la sorpresa cuando empezó a penetrar.

—¡Uy!... despacito, por favor, despacio

—¡Si sólo te he metido la punta! ¿Y ya estás llorando? ¡Pero mira que eres melindres! Espera a ver que tengas cuatro cojones, dos delante y dos detrás, y verás qué diferencia cuando tengas todo dentro.

Forzó un poco más y le metió algunos centímetros suplementarios. Iba un poco ajustado, pero no demasiado, justo lo necesario. Bertrand volvió a gemir, aunque ahora era diferente; había como una sorpresa de horror en su voz.

—Te gusta esto ¿verdad? ¿Te sorprende? Pues espera, cariño, todavía no te he metido nada. Así que te gusta ¿eh, machote?

Acariciando el vientre húmedo de la nenita, Ernest le volvió a coger el pito. ¡Qué duro tenía el nabo! Le mataba de risa.

—¡Caray! Se te empina como a los hombres de verdad. Cualquiera diría que no te disgusta demasiado que te rompan el agujero.

Sentía cómo se relajaba el anillo; no, lo cierto es que no le disgustaba en absoluto al jovencito; de repente, sus pelotas se tocaron con las de Bertrand.

—¿Lo notas? Tienes cuatro ahora —se burló—. Dos pequeñas y dos gordas. Espera un poco que se vacíen las gordas, ya me contarás.

Quien quiera llegar lejos tiene que dominar su montura. Ernest no tenía prisa. Iba a un ritmo regular. Más resistencia interna, se deslizaba a gusto. Era tan dulce y cálido como una chica por dentro, este muchachito; esto cambiaría un poco de los maricones de la cárcel en el que había tenido a veces la sensación de moverse como en viejos calcetines. Éste estaba fresco como una rosa, con un culito bien modelado y una piel de bebé. Además era vicioso hasta la médula, aún peor que su hermana; ¡cómo le engullía, el tragaldabas!

—¡Hay que ver la de trucos que habrás aprendido hoy! ¿Verdad? A arreglar lavabos, a cambiar un delco, a hacer juegos de cartas. Y ahora, a ofrecer tu agujero a un viejo caballo que está de vuelta de todo. Podrás sorprender a tus amigos, mañana, cuando les cuentes eso.

Un gran escalofrío recorrió la espina dorsal de Bertrand. El asco de él mismo que había experimentado, al principio, y que se había atenuado bajo la novedad de las sensaciones libidinosas que experimentaba, ese asco se despertó cuando la risa gruesa de ese cabrón le cayó sobre la nuca. ¡Un maricón! ¡Él, un maricón! Y se puso a llorar, de rabia contra él mismo, con sollozos salvajes que le salían del vientre. La polla del presidiario le trabajaba a un ritmo de crucero, Bertrand, tenía la impresión de que formaba parte de él, ahora, y que la sentiría siempre, incluso cuando haya terminado. No había entrado únicamente en su culo, si no en su alma, dónde le dejaría una impresión de depravación imborrable. Como Beau-P', hace un rato, cuando sentía renacer sensaciones desconocidas bajo los latigazos, se dijo, pensando en su hermano, «¿es esto entonces lo que sienten?» El asco de sentir tanto placer le hacía llorar con más ahínco aún.

Lloras, pero bien que abres el agujero, se burlaba Ernest y tu colita bien tiesa que está. ¡Venga, hombre, tampoco hay para tanto! Ya verás como luego no podrás pasar sin ello... Te apuesto a que en seis meses, te irás a merodear alrededor de los burdeles, por la noche, para ofrecer tus servicios a los señores mayores...

Era lo que más asustaba a Bertrand; se acordaba del tono lleno de mofa que dedicaban a los maricones él y sus amigos cuando se cruzaba con ellos en la ciudad. Y ahora, entraba en la hermandad.

—¡Oh! por favor Ernest, te pido que termines de hacer lo que tengas que hacer y... y...

—¡Pero qué dices! Es ahora cuando viene lo mejor. Verás, nos correremos al mismo tiempo. Tú en la sábana y yo en tu culo.

—No, no me toques. ¡No quiero más!

Pero sin fuerzas, renunció a retirar la mano del presidiario que volvía a tomar posesión de su sexo. Suavemente, este cabrón, le acarició el glande y después el prepucio.

—Vamos a jugar a eso ¿quieres? Te doy por culo y te hago una paja al mismo tiempo. La sientes, te la voy a meter hasta el fondo de tu culo y se te saldrá el capullo. A continuación, me retiro y te estiro de nuevo el pellejo y volvemos a empezar, cielito. No me digas que no te gusta ¡No te creo! Un meneo en el culo, un meneo en el pito. Chic, chic-chic, chic, chic-chic... ¡Ostia! me voy...

—Yo también —confesó Bertrand con voz entrecortada.

El placer abyecto y aterrador que experimentaba no se parecía en nada a lo que había conocido hasta ahora, incluso con su hermana.

—Yo también —volvió a repetir— ...¡me voy Ernest, me voy!

Se sintió invadido por múltiples estremecimientos. La mano desaceleró su movimiento, la polla, por el contrario, aceleró el suyo; y repentinamente, ocurrió; ambos gritaron al unísono, como en un concierto, mezclando sus voces, como un coro que entonase el himno del placer, Bertrand en falsete y el presidiario como un barítono, y se derrumbaron, el uno sobre el otro, el uno dentro del otro, dejando el esperma salir al chorros, como la sangre que sale de una arteria reventada. Bertrand lanzaba ráfagas en todos los sentidos sintiendo las descargas que le inundaban y las que se derramaban en las sábanas. Después se calmó y quedaron inertes.

Al cabo de un rato, Ernest se retiró. Sin atreverse a girarse, por la vergüenza, Bertrand escondía su rostro en la almohada. El otro le acariciaba el lomo.

—¡Bueno, pues mira una cosa bien hecha! No me digas que no te lo has pasado bien ¿eh?

—Sí... me lo he pasado bien... —reconoció lamentablemente Bertrand.

Le temblaba el cuerpo entero. Sentía que el presidiario le tapaba con la sábana. Ese gesto le emocionó extrañamente. Tenía la impresión de ser una mujercita con su marido. En él, los sentimientos más contradictorios se sucedían sin transición; tanto se sentía desmoralizado hasta el punto de desear el suicidio, como que sentía unas ganas atroces de reír en el fondo del alma.

—¿Sabes qué? —le susurró el presidiario en la nuca—. Voy a dormir contigo, no me apetece nada subir a mi cuarto…

Bertrand sentía que se le erizaba el vello de las piernas y los brazos.

—Pero… ¿estás seguro?... estamos muy apretados, es una cama individual…

—Dormiremos el uno en el otro —respondió Ernest—. Dame tu culito, te enseñaré cómo. Venga, palomita, dáselo a papá.

—¿Otra vez?

—Sí, otra vez. Pero no temas nada, voy tan sólo a metértela dentro paran poder dormir engarzados, como unos recién casados. ¡Venga dámelo!

Con un suspiro resignado, Bertrand se abrió doblando una rodilla y el otro cabrón se la metió dentro, casi sin forzar.

—¡Bueno! Ya veo que has aprendido rápido; ¡una auténtica mujercita! ¿Sientes cómo entra bien, ahora?

—Sí…

Cuando se la metió entera dentro, Bertrand dejó caer su pierna y Ernest le abrazó con ternura, apretándolo contra su vientre.

—No podré dormir así —se quejó el hermano de Bébé—. La siento, es demasiado gorda.

—Yo también la siento; te aseguro que no me impedirá dormir. Y tú te acostumbrarás rápido. Me encanta tenerla resguardada al calor cuando me quedo frito; soñaré con los angelitos así. Y si por casualidad la notas que se pone dura en la oscuridad, no te preocupes, te meteré otra andanada para engrasarte las tripas. ¡Verás cómo ahorras en laxantes!

A pesar de él, Bertrand tuvo una risa extraña. Que sensación tan extraña le causaba dormirse con una polla en el culo. A medida que la del presidiario se relajaba bien calentita en el ano del otro, él podía sentir la suya que se despertaba por simpatía. Le palpó.

—¿Te estás haciendo una paja, viciosillo? Deja a papá que se apañe el sólo.

Con absoluta complacencia, Bertrand abandonó sus atributos a disposición de Ernest. La mano callosa, la cogió como un pajarillo cautivo.

—En la cárcel, yo dormía frecuentemente con mi mariconcete. Le metía siempre un viaje, por las mañanas, antes de levantarme a mear. Confiesa que no te molesta ¿eh?

—No... e incluso... hasta me...me...gustó mucho.

Se rieron con ganas, con esa misma risa un poco viciosa. ¡Pero qué vida más guapa, a pesar de todo! Se dijo Ernest. Todo se le arreglaba de puta madre, las cosas iban a ir como la seda. Se había tirado a una puta, se había beneficiado a un mocoso bujarrón, le iban a encontrar un nuevo curro, sabía dónde pillar pasta en caso de necesidad. Sólo tenía que dejarse llevar y vivir la vida. ¡Dios, tenía claro que pensaba vivir sin pegar clavo todo lo que pudiera!

—¿Beau? ¿Estás ahí Beau? ¿Estás en la habitación de Bertrand? ¿eh? ¿Te escondes para hacerme andar?

Se incorporaron los dos en un mismo brinco, después, mal que bien, se desliaron el uno del otro como caracoles pegados que se separan con un ruido de ventosas. La que faltaba, la otra tocapelotas que llegaba completamente cocida.

—¡Por favor, que no te encuentre aquí!

Bueno, éste era el deseo de Ernest. Así que agarró el maletín del doctor Kildare, el estetoscopio y de un salto se encaramó a la ventana. ¡Joder! Empezaban a resultar aburridas estas entradas y salidas por la ventana. ¡Parecía un vodevil! El mocoso cerró la ventana tras él. Ernest miró el suelo a sus pies, cubierto de hierba. Al fin y al cabo, sólo estaba en el primer piso, tan sólo tenía que saltar. Pero no llevaba pantalones. ¿Qué narices iba a hacer, con las pelotas al aire? Iluminado por la farola de la calle, su primo le contemplaba con una sonrisa socarrona desde la ventana superior.

—¡Anda, que menuda pinta que llevas, mendrugo! —se burló—. ¡Venga, sube, capullo, cógeme la mano!

Ernest, no se hizo de rogar. Le pasó el maletín a Beau que lo tiró en la habitación, detrás de él, después sus manos se anudaron; tomando apoyo prudentemente con un pie en la ventana, Ernest se alzó a pulso.

XIII. Un momento de debilidad... (sueño o realidad)

—¿Qué haces en mi habitación? —preguntó Ernest, pasando por la ventana finalmente.

—¿Y tú? ¿Qué andabas haciendo en la cornisa?

—Pues, escondiéndome, imagínate. Tu burguesa casi me pilla...

—Pues, yo igual —se carcajeó Bob. (Bob, diminutivo de Robert, era en realidad su verdadero nombre; al menos para su primo que todavía no se había acostumbrado al mote que le habían colocado los gemelos.)— Estaba abajo, en la habitación de la cría cuando Laura se despertó. Cómo hice que la niña me la pelara, Laura está celosa como una tigresa. Y especialmente de su hija.

—¡Cabrón! Entonces eras tú...

—¿Qué quieres decir? ¿Cómo que era yo? ¿Yo qué, además?

Ernest esbozó una sonrisa de oreja a oreja. ¡Ésta si que era buena!

—¡Yo también estaba con la pequeña mamona! Cuando te has acercado de puntillas. Ella se creía que era la madre.

—¡Anda, qué puta!... ¡mira que calladito lo tenía! Saltó Bob. ¡Claro, por eso estaba tan mojada!

—¿Te creíste que era por tu encanto? ¡Pues, no! Estaba metiéndosela por el culo, hasta la médula, cuando viniste a tocar las pelotas. ¡Anda que no le gustan las pollas a esta cría! ¡No he visto nunca nada igual!

Bob se echó a reír, aunque se puso un poco verde. ¡Le sentó fatal! ¡Maldito canalla de Ernest! ¡Tan rápido como de costumbre, el muy cabrón! La cárcel no le había desgastado.

En cuanto había una gata en los alrededores, tenía que ir a meterle el capullo dentro. Así que él lo había conseguido, le había metido el rabo a la putita. ¿Por qué no le daría por el culo enseguida a esta pequeña ninfómana?, como siempre le gustaba los trabajos bien hechos ¡pues mira el resultado!

—¿Le echaste tu leche dentro? —le preguntó—. ¿Estuvo bien?

—Pues, precisamente, no ¡gilipollas! Estaba a punto de largarle todo cuando apareciste. Me tuve que salir y no te cuento como tenía las pelotas ¡como balones de rugby!

De repente, Bob se sintió un poco aliviado.

—Si he entendido bien, entonces quiere decir que te has consolado con el hermano, ¿no?

Los tíos, no eran cosa suya, para Bob, pero sin embargo no le importaba, era bastante abierto en este tema.

—¡Claro! Me las tenía que vaciar —suspiró Ernest—. ¡Me iban a explotar!

Estallaron a carcajadas, muertos de la risa; decididamente, ambos dos, seguían siendo los mismos crápulas de antaño, ni la cárcel, ni el matrimonio les había estropeado. Estaban aquí, descojonados en la cama, cuando alguien llamó a la puerta tímidamente.

—¿Ernest? —balbuceó con voz somnolienta Laura—. ¿Está Beau contigo? No está en su cama.

¡Joder! Ahora llegaba la tocapelotas; ¡pues si que estábamos bien! No les iba a dejar en paz en toda la noche.

—¿Ernest? ¿Estás durmiendo? ¿Podría hablar contigo? No encuentro a Beau. ¿No estará contigo? A veces...

—¿Y por qué iba a estar aquí conmigo? —replicó Ernest con un gruñido—. Nos tomas por maricones ¿o qué? Sólo somos primos ¡no estamos casados!

—¡No, por Dios! Ni se me había ocurrido la idea de... Sólo me preguntaba...

Entonces, empezó a lloriquear, allí mismo, pegada a la puerta.

—Se ha marchado, estoy segura, con lo orgulloso que es, le he tenido que ofender... ¡Ay! No tenía que haberle pegado con el cinturón. Ha sido culpa mía...

—¿Le has pegado con el cinturón?

Beau agachó la mirada, un tanto molesto. Ernest, encantado le señaló la cama.

—Métete ahí debajo —susurró a su primo—. La dejaré entrar un momento, el tiempo justo de tranquilizarla y luego nos vamos a la habitación de la nenita a terminar la noche.

Sin pensarlo un minuto, aunque un poco a disgusto, Beau se puso a cuatro patas y se coló debajo de la cama. Ernest colocó la colcha arrastrando hasta el suelo y se sentó sobre la cama con la polla fuera.

—Entra, entonces, dijo no te quedes fuera, es tu casa ¡coño!

—No me atrevía a molestarte —dijo Laura al entrar.

Con los ojos anegados de lágrimas y la mente obnubilada por los somníferos, no se dio cuenta, de primeras, que Ernest le exhibía sus encantos en las narices. Pero Ernest sí que tenía la vista bien clara y la cabeza particularmente ágil.

Al darse cuenta del estado de atontamiento en que estaba la mujer de su primo y que, incluso, no había tenido la ocurrencia de ponerse una bata sobre el camisón transparente; que además se presentaba frente a un soltero que se suponía no había tocado una mujer en siete años con un atuendo ligero como el humo por toda vestimenta y que tan sólo le llegaba a ras de las nalgas, se dijo que la noche aún no había terminado y rió para sí pérfidamente, al pensar en Bob, que mordía el polvo bajo la cama.

Titubeante, azorada, Laura avanzaba hacia él.

—Me tienes que ayudar, Ernest, eres su primo. Tienes que explicarle que en realidad no me quiero divorciar. Se lo dije porque estaba cabreada ¡Oh, Dios mío! cuando pienso en esos cinturonazos que le di... cómo me debe de estar odiando ahora, con lo orgulloso que es. Seguro que en estos momentos debe de andar bien lejos.

Sorbiéndose los mocos, Laura le dirigió una sonrisa avergonzada. Sus ojos se abrieron y tapándose la boca con la mano, dijo:

—¡Uy! Ernest... tienes... llevas... el pantalón desabrochado... farfulló púdicamente, señalando con el dedo la entrepierna de presidiario.

—¿Perdón?

Miró hacia lo que ella señalaba. ¡Dios mío! otra vez se le había puesto la polla tiesa. A ver qué podía hacer, la pobre. Se paseaba como aquél que dice, en pelotas, con el potorro bien visible bajo esa cosa de papel de fumar... y encima le daba lecciones de saber estar.

—Perdona prima, tengo la costumbre de dormir sin pantalones ¿entiendes?

Se cubrió púdicamente con el faldón de la camisa.

—¿Mejor así? Ven a sentarte aquí, a mi lado, y cuéntame tus desdichas. Doy buenos consejos en asuntos amorosos.

Dándose cuenta, demasiado tarde, de su atuendo más que ligero, Laura quiso dar marcha atrás.

—¡Ay, Dios mío!... pero si estoy...casi desnuda... me olvidaba que tenía un invitado... esta porquería de comprimidos... Voy a buscar una bata. En realidad, no puedo quedarme así delante de ti.

—Pero no ¡por Dios! —se indignó Ernest—. Estás muy bien, tal y cómo estás. ¡Te lo aseguro! ¡En serio! Es un poco atrevido, en cuanto al corte, lo reconozco, pero con ese palmito, te lo puedes permitir. Francamente, te queda estupendo; ¿qué tipo de tejido es?, ¿seda?

La había cogido de la mano y la trajo hacia la cama; se resistió apenas, intentando evitar mirarle la polla que asomaba el hocico entre los faldones de la camisa. ¿Cómo evitar ver que estaba empalmado? Era su culpa, de eso era plenamente consciente, presentarse en su habitación, en mitad de la noche, prácticamente desnuda. Intentó taparse cruzando los brazos sobre el pecho y juntando las piernas con fuerza para disimular su sexo velludo.

—¡Suéltame! —le suplicó—, te lo ruego, Ernest. De verdad, tengo que ir a ponerme una bata... no me daba cuenta lo indecente que voy.

¿Soltarla? Pero ¿qué pretendía esta monada? ¿Reírse? No solamente, no la soltó si no que le cogió la otra mano.

—Venga, venga, no vas a esconder estas maravillas, dame esas manos tan bonitas.

La forzó a abrir los brazos y devoró con la mirada todo lo que no le escondía de manera tan simbólica bajo esos trapos vaporosos, con ojos tan voraces que Laura notó como el rubor se le subía hasta la frente. Estaba tan atontada por las píldoras que no le quedaba energía para reaccionar, pero no suficiente como para no darse cuenta de lo que estaba ocurriendo.

—Ernest... por favor...

—No me has contestado. ¿Es seda natural?

Cogiendo las dos manos de la farmacéutica con una de las suyas, con la otra, tomó delicadamente el filo de la especie de minifalda de tela de araña que llevaba para examinar con atención la calidad del tejido, levantando de tal modo el camisón que dejó la entrepierna vellosa al descubierto. Un gran escalofrío sacudió a Laura; ¡Dios mío! ¿Por qué se dejaba llevar de esta manera? Si Beau se enterase...

—No —titubeó ella—, es nylon ... nylon aireado... por eso es tan transparente.

El muy cerdo... ella se daba cuenta perfectamente que le levantaba la cosa para mirarle bien el coño. ¿Por qué se lo permitía? Las pastillas la dejaban en ese extraño estado, que a veces, tenía sueños y le daba la impresión que las cosas ocurrían en la realidad, y otras veces, era al revés, pasaba realmente, pero a la mañana siguiente, cuando se acordaba, estaba segura de haberlo soñado.

—Es una auténtica preciosidad para ser nylon. Parece seda de verdad...

Le levantó francamente el tutú por encima del ombligo. ¿Cómo podría ella haberlo impedido, si le sujetaba las manos?

—Es un regalo de Beau —murmuró Laura—. Generalmente, solo me lo pongo para él cuando los niños duermen. Le encantan la lencería atrevida...

—¡Le entiendo perfectamente!

—Dice... que le da muy buenas ideas...

No sólo le daba a él; por mucho que cerrase las piernas, no se cortaba en absoluto de clavarle la mirada.

—¡Ay, Dios mío! —musitaba Laura—, debe ser un sueño. No me dejaría hacer de esa manera, si fuera de verdad.

Ernest abría los ojos, completamente estupefacto; no podía creerse tanto candor... o tanta duplicidad.

—Claro que es un sueño, prima —le susurró—, un sueño que estamos teniendo los dos...

Ya no se molestó en abrirse de piernas, y dejó que el nabo se le saliera sólo por fuera de la camisa; enseguida se dio cuenta de los ojos de la «soñadora» miraban hacia abajo. Ella parpadeó precipitadamente y su boca tomó la forma perfecta de una O mayúscula; pero no salió ningún sonido.

—¿Y detrás? —le dijo Ernest, antes de que ella pudiera resistirse—. ¿A ver si es tan bonito, desde detrás?

La giró y le levantó el camisón para mirarle el culo. Una ola ardiente invadió el vientre de Laura. Tartamudeó de estupor. Allá... en el espejo del armario... ella podía verse de la cabeza a los pies. ¡Dios mío! Se llevó la mano a la cara... Era seguramente un sueño que afortunadamente mañana habría olvidado. A través de la nube vaporosa que flotaba sobre sus encantos, ella podía ver sus senos, su vello, era aún peor que estar completamente desnuda; su «salto de cama pícaro» llamaba la atención sobre lo que se suponía que debía esconder. Esa era la razón por la que Beau le había comprado esa cosa escandalosa en una tienda de objetos eróticos. (Ésa era la manera en que ella había rebautizado púdicamente a los sex shops.)

—¡Oh! no te aproveches —dijo Laura (¡Hasta en los sueños tenía ella que protestar!)—, no está bien... ¡Oh, Dios mío! te estoy viendo ¿sabes? Te estoy viendo en el espejo. Finges mirarme el camisón, pero me lo levantas para mirarme el trasero. ¡No está bien!

—¿Y qué si es así? ¿Por qué no debería de admirarlo? Es un trasero bien bonito. Me encanta esto, los culos hermosos.

Le dio un escalofrío ante la palabra.

—¿Es demasiado grande, verdad? Beau me avergüenza muchas veces, dice que es demasiado gordo.

—Es un imbécil. Está bien redondeado, pero no está gordo.

Con una mano le calibró una de las nalgas. Tragándose el polvo, Beau, pegado al suelo, podía ver todo en el espejo del armario. Estaba escandalizado por la actitud pasiva de su mujer.

—¡Oh, por Dios! Me estás tocando el trasero, Ernest, lo noto claramente ¿sabes? No te vayas a creer que no me doy cuenta.

Se dio la vuelta, frunciendo el entrecejo y le contemplo con una mirada casi normal como si aterrizase de nuevo a la realidad.

—Estaba tan afectada cuando me vi que Beau no estaba en la cama que me olvidé de ponerme una bata. Me doy perfecta cuenta que estoy indecente de esta manera.

—Se te ven las tetas a través, dijo Ernest, y el potorro.

Laura tiró púdicamente del camisón lo que hizo que se le pegara a los grandes pechos cuyas aureolas parecían dilatarse como dos ojos asombrados.

—Ya lo sé —murmuró ella—, es culpa mía. Eres un hombre... no lo puedes evitar...

La polla de Ernest se levantó, en todo su esplendor quedando sus pelotas bien a la vista. Volvió a intentar cubrirse con la camisa. Ella agradeció el gesto. Si las cosas ocurrieran de manera demasiado brutal, ella sabía que el sueño se interrumpiría, se despertaría con la cabeza pesada intentando recordar algunos fragmentos deshilachados de esa desvergonzada visión. Y Beau estaría a su lado roncando, el muy canalla.

—Ven y siéntate aquí, encima de mí —le propuso Ernest, dándose un cachete en los muslos peludos como si fuera la cosa más natural del mundo.

Laura lanzó una risita ahogada.

—¿Tú crees?

Tenía que ser un sueño. Jamás le hubiera propuesto semejante cosa en la realidad. Al fin y al cabo era el primo de Beau, hay cosas que sólo ocurren en los sueños...

Ella le dejó que la trajese hacía él tirando del camisón con la intención de sentarse de lado sobre sus piernas. Pero, en el último momento, se revolvió y se encontró sentada a horcajadas, frente al espejo. Lo primero que vio fue su raja que se entreabría, rosadita, entre la mata peluda. Ella quiso cerrar las piernas, pero él consiguió meterle la pierna entre los tobillos para impedírselo.

—Pero...Ernest... no me puedo quedar así, mira el espejo, se me ve todo...

—Yo no veo nada, dijo Ernest, negando la evidencia con una descarada mala fe, estás de espaldas.

Aunque no se molestó en mirar por encima del hombro.

—Soy tan peluda —dijo Laura abriendo ligeramente las piernas.

¿Por qué tendría que sentirse molesta, si él afirmaba que no veía nada? ¡Qué raro! En los sueños siempre se cree cualquier cosa. Ambos miraban fijamente, con el corazón desbocado, el enorme coño peludo que se entreabría frente al espejo.

Tan peludo... repetía Laura, con el rostro enrojecido.

—¡Ay! —dijo ella—, te estoy viendo ¿sabes? Te veo en el espejo cómo me miras el sexo.

Rápido como el rayo, antes de que ella pudiese cerrar los muslos, le colocó la mano sobre el coño, tapándole la raja húmeda.

—¡Ya está! —murmuró—, así ya no veo nada.

Se quedó boquiabierta, alucinada. Los dedos callosos se replegaron y uno de ellos se metió entre los labios, comprimiéndole deliciosamente, el clítoris. ¿Qué podía hacer?... Decidió tomar la determinación de negar la realidad. ¿Acaso no era más cómoda esa postura?

—Es verdad... pero no quites la mano ¿vale? Si no se me volverá a ver todo.

Se pegó a él y terminó por abrir mejor los muslos. Nunca había tenido antes un sueño tan cochino con otro hombre fuera de su marido. De costumbre, cuando tenía este tipo de sueños, siempre era con Beau. Debería de tomar menos de esas porquerías de Rohypnol, se dijo a sí misma. Beau tiene razón, terminará por destrozarme. Entretanto, se abandonó a las insidiosas presiones de los dedos de Ernest que se habían metido tanto dentro de la raja que se podía ver de nuevo su coño en el espejo, pero entonces ella decidió que tampoco lo veía.

Así fue, con esa postura, cómo contó a Ernest todas sus desgracias, mientras que los dedos hurgaban dentro de su coño y ella fingía que ni veía nada ni sentía nada.

Cuando terminó de hablar, Ernest le agarró un pecho. Le pegó en la mano.

—Mira ¿ves cómo eres? Te hablo de Beau y tú te aprovechas.

Se quedó con la boca abierta; acababa de pellizcarle disimuladamente el clítoris.

—Te traeré de vuelta a Beau mañana, te lo prometo, dijo Ernest con una voz que empezaba a enronquecer. Sé dónde está.

—¿Lo sabes? ¿Lo sabes, de verdad? No es una mentira.

—Te lo juro —dijo Ernest—. A partir de mañana, a primera hora, te lo traeré totalmente arrepentido.

Indignado de tanto engaño, Beau quien, sin poder hacer nada debajo de la cama, viendo, gracias al espejo, cómo su primo masturbaba a Laura, le agarró del vello de la pantorrilla y tiró con rabia.

—¡Ay! —gimió Ernest levantándose de un brinco y dejando a Laura de pié.

—¿Qué pasa?

Desconcertada, le miraba frotarse la pantorrilla. ¡Maldito hijo de puta! ¡Le había arrancado media pierna! ¿Con qué ésas tenemos, no? Pues espera un poco, cabrón. Me la pienso follar delante de ti, a tu farmacéutica ninfómana.

—Ven aquí —dijo él—, estaremos mejor en la silla. Debe de haber pulgas en esa cama.

—De eso nada, en mi casa no hay pulgas.

Sin escucharla, Ernest cogió la silla que se encontraba al lado de la puerta y la colocó delante del armario con espejo, a menos de un metro de éste, entonces se volvió a sentar, estiró sus piernas delante de él y pegó un tirón de Laura para que pasara por encima.

Pero venga, Ernest, no puede ser...no me puedo sentar encima de ti, justo delante de este espejo.

—¿Quieres que te traiga a Beau, si o no?

—Sí, claro, pero...

—Entonces, tienes que portarte bien conmigo. Te prometo que no sabrá nada. Sé simpática ¡joder! mira cómo me tienes el rabo. Eres tú quien me pone en este estado. Deberías arreglar tus errores. Estás aquí enseñándome el coño, el culo. ¡Sé comprensiva!

Un tanto molesta porque tenía razón en cierto modo, le dejó que la volviera colocar a horcajadas sobre sus piernas, pero ahora eran aún peor que antes; ya no podía negar la evidencia; en el espejo del armario, ella veía cómo él se regodeaba. Ella quiso bajarse el camisón ya que encontraba la escena verdaderamente obscena, esa gran raja que se abría como una boca hambrienta rodeada de esa mata de pelo crespo; él la disuadió dándole un manotazo en los dedos.

—Si quieres que te traiga a Beau, me tienes que dejar ver un poco.

—¿Un poco? Pero si estás ... estás viendo todo.

—Estoy hablando de tus pechos, dijo Beau, cómo si el hecho de que estuviese viéndole el coño no supusiera que pudiese ir más allá. ¡Enséñame estos encantos tuyos!

Le agarró uno y tiró del escote para liberarlo. La teta salió hacia fuera con su enorme pezón hinchado. Empezó a manoseárselo con voracidad.

—¡Oh! Ernest...

—Cuando era pequeño —dijo Ernest, acariciándola a fondo—, Beau era aún peor que ahora. Saltaba sobre todo aquello que se movía, hasta sobre las cabras. No me extraña lo que me has contado sobre tu hija, haces muy bien de meterla en un internado, podría terminar con una barriga y te podrías encontrar siendo la abuela de la hija de tu marido.

—Es lo que me decía a mí misma —confesó ingenuamente Laura.

Se balanceaba sobre los muslos inquietos de Ernest cuyos pelos cosquilleaban su ano. De vez en cuando, le tiraba del pezón con sus dedos encallecidos por el trabajo, a continuación volvió a retomar las caricias. ¡Y yo que me dejo hacer de todo! Se indignó mentalmente Laura.

Ahora ya tenía claro que no era un sueño. Un sueño no dura nunca tanto. ¿Pero qué hacer? Todo su cuerpo estaba «erotizado» como había leído una vez en una revista de chicas. Sentía placer por todas partes, en los pechos, en las nalgas, en el sexo, en la garganta, en el cuerpo entero. No le quedaban fuerzas, ni voluntad. Impotente, vio en el espejo acercarse la otra mano a su conejo peludo.

—¡Oh, no Ernest! ¡Estoy viendo tu mano! ¿Sabes? La otra, quiero decir, la que está ahí abajo... los pechos, si que quiero, pero ahí, no. ¡De eso nada! ¿Vale? Es demasiado... demasiado íntimo...

—¡Venga, mujer! Sólo quiero buscar un poco al bichito en el bosque.

No pudo evitar reírse tontamente. Era tan gracioso que eso la desarmaba. Al menos, esa era la excusa que se daba a sí mismo. Los dedos acababan de llegar al borde de la raja, subían y bajaban; se le ponía la carne de gallina. Con los ojos fijos en el espejo, ella los miraba acercarse a la abertura entreabierta. Era el tercer hombre que le tocaba el sexo en su vida. Había tenido a su primer marido, y tuvo que confesar que no se había ocupado demasiado de ella, salvo para hacerle un par de hijos. Después, vino Beau... y ahora su primo...Pues que conste que también era culpa de Beau. Es él que me ha vuelto perversa, con todas las cosas que le hacía, por la noche, mientras miraba la tele. El dedo de Ernest se alargó y en el espejo vio que se acercaba a su clítoris. Parecía que no hubiese roto un plato, ella se adelantó un poco y cuando el contacto se realizó, pegó un grito ofuscado.

—¡Ay! Me has tocado el clítoris, Ernest. ¡Mira que te he visto!...

Lo había sentido.

—Has sido tú que te has echado hacia delante.

—Tenía... tenía tu asunto entre las nalgas...

—Enséñame las tetas —replicó para desviar la atención—. ¡Dame de mamar!

—Pero si ya me lo has... hace un rato... —Todavía colgaba fuera del camisón, con su gran punta morena completamente tiesa. Lo señaló con el dedo en el espejo.

—Las dos —dijo Ernest con voz alterada—. Las dos y tienes que ser tú quien me las enseñe, no te quiero forzar. Si quieres que te traiga a Beau, me tienes que complacer.

Con un mohín de pena, Laura cogió la parte alta de su camisón y lo bajó para pasarlo y fijarlo bajo sus pechos. Entonces giró el perfil para ofrecerlos a Ernest. Él inclinó la cabeza y se puso a chuparle la punta. Se sintió enternecida y excitada a la vez, como cada vez que Beau le mamaba. Simplemente chupándole la punta, Ernest, le agarró una pierna, bajo la rodilla y se la levantó.

—Enséñame tu almeja, ahora, en el espejo...

Titubeante, Laura se dejó llevar hacia él. Ella miraba con incredulidad el espectáculo en el espejo. Las dos tetas fuera, una pata arriba, y todos los agujeros abiertos... podía hasta ver la raja del culo y su ano.

—¡Oh, Ernest!... Ernest...

Se levantó, la hizo sentarse sobre la silla que acababa de quitar, se arrodilló delante de ella, le levantó de nuevo una pierna. Se aferró con las dos manos al respaldo de la silla, detrás de ella, para que no la tirase.

—Déjame que te dé un lengüetazo —le imploró— ¡sólo uno!

—¡Oh, no! No hagas eso... ¡Ni se te ocurra! Estoy toda... Estoy mojada... Y Beau, hace un rato, me ha... no me he lavado...

—No hay nada que me repugne de una mujer bonita. Son aromas naturales...

Le abrió la almeja, y le hurgó con la lengua. Se cubrió los ojos con un brazo para no ver nada. Eso es ¡anda! Haz como el avestruz. Volvió a lanzarle la lengua, como un lagarto que atrapa a una mosca y le lanzó dos o tres lengüetazos, haciéndola gritar cada vez, en todo el flujo, ahí donde estaba más pastoso, más caliente, dónde olía más fuerte. Para culminar en pleno éxtasis, le azuzó el clítoris y se lo chupó como si se tragara una almeja de verdad, una de las que se abre con un cuchillo y que se traga cruda, viva, aún con el perfume de yodo y salada del agua de mar. Laura gemía sin pudor; para dejarse hurgar mejor la almeja con la lengua, le había puesto la pierna sobre el hombro y le atraía hacia ella con la pantorrilla. La lengua subía y bajaba, ella oía el ruido que hacía cuando le chupaba, cuando le mamaba, cuando la mordisqueaba.

—¡Ay, Dios! Para, voy a correrme en la boca... para...

—¡Tienes razón! Sólo quería prepararte. Vamos a hacer esto a lo grande ahora. ¿Te apetece?

—¡Ay, sí, Ernest! Me has removido con la lengua todo tanto que ya no me quedan fuerzas para resistir ¡sinvergüenza! Puedes hacerme todo lo que quieras...

Ella arrugó la nariz, un poco asqueada, cuando se encontraron cara a cara.

—¡Oh! tu boca... huele...huele...

—Huele a almeja, ¡joder!... venga, ya no puedo más... quítate esto ¡ostia, ya!

Ella le dejó que le quitara su exiguo trapo de nylon. Pero cuando se vio totalmente desnuda, en el espejo, con sus formas opulentas, tuvo otra vez ese ridículo gesto de pudor de cubrirse el pecho, y el bajo vientre. Ernest sacudió la cabeza; Acabo de comerle el coño y ¡mírala!, como si fuese la Venus de Boticelli.

Se quitó la camisa y desnudo como un gusano (un gusano peludo), puso sus nalgas sobre la silla y la volvió a colocar en esa postura que ya empezaba a conocer. Con un pie, tiró de otra silla que puso delante de ellos, de perfil de manera que no tapase la vista en el espejo. Después la sentó encima de él y la tumbó levantándole la pierna.

—Pon tu piececito en la silla ahí... será lo mejor...

—Pero... es terriblemente indecente... se me ve toda la raja...

—Es lo que pretendo.

La tenía agarrada firmemente junto a él, bien espatarrada y agarrándole las peras. Se inmovilizaron contemplando el cuadro, en el espejo del armario. Él lo miraba y ella miraba lo que él miraba. Un hilo de líquido se escapó por la gran abertura cubierta de vello, escurriéndose sobre la silla. Se echaron a reír.

—¿Cómo ese gilipollas de Beau ha podido engañar a una mujer tan hermosa como tú con ese gato pelado que es tu hija?... Te aseguro que no lo entiendo. ¡Mira estas maravillas!...

Levantó los pesados pechos, frente al espejo.

—¿Y este tesoro?

Le pasó los dedos por la raja. Después tuvo otra idea mejor, le cogió las manos y se las puso en la entrepierna, tocando el vello.

—Enséñamelo tú... —dijo—...tú...enséñame tu tesoro...

Se acordó de las sesiones frente a la tele. No tuvo ninguna necesidad de hacerle un dibujo. Con la punta de los dedos se abrió los labios de la raja.

—Mira esta maravilla... —dijo Ernest pellizcándole los pezones—. ¿Has visto lo bien que se abre?...

—¿No te parece... que... tengo los labios demasiado desarrollados, Ernest? ¿No son demasiado gruesos? ¿Y los otros, no desbordan demasiados, los de dentro?...

—A mí no me lo parece —dijo Ernest—, a mí me gusta bastante, así tal y como tienes el coño. Me encantan los coños gordos, los que tienen un montón de cosas raras que sobresalen. Los encuentro más excitantes que los que se parecen a la abertura de una hucha. Al menos tienes con qué entretenerte...

Le paseó el dedo por el surco, jugando con las eflorescencias de piel partiendo desde el ano y volviendo a remontar hasta el clítoris.

—¡Oh! me vuelve loca que me toqueteen el conejo así, eres igual que Beau, haces igual que él, se nota que sois parientes. ¡Oh, Dios mío!... sí, sí, tócame el botón... mi botón enorme. Sí, pellízcale, suavemente, como antes...

Ella suspiró, se arqueó; vieron estrellarse las carnes rosas de la vagina, como si ella las empujase para hacerlas salir hacia fuera. Tiró con fuerza sus manos, abriendo un pozo sin fondo rosado en el bajo vientre. Le hizo deslizar el clítoris bajo el dedo.

—Te gusta que te masturben ¿verdad? Eres como... —se contuvo a tiempo, mordiéndose los labios hasta hacerse sangre. Casi se le escapó decir «como su hija».

—¿Como quién?

—Nada... una mujer que conocí... se parecía a ti... Venga dame tu agujero y lléname la garganta... De la tumescencia a la revulsión, terminemos...

(Había leído esta frase en un libro que se desarrollaba en Egipto, y la reservaba para cualquier ocasión, para hacerse el culto.)

Laura, dócil, levantó la barrera; vio en el espejo que abatía su enorme tranca hacia adelante. Ella se deslizó hacia abajo, se colocó, se volvió a sentar lentamente y entró todo en ella. ¡Oh, Dios mío!... empezó a darle sacudidas, una y otra vez machacándole el coño con su enorme dardo. Bajo la cama, con los ojos fuera de las órbitas, Beau, que tenía levantada la colcha como un traidor de melodrama, les miraba como hacían mientras se la pelaba como un loco... ¡joder! Era aún más excitante ver a ese canalla tirarse a Laura que si se la hubiese tirado él mismo. Decididamente, iba de descubrimiento en descubrimiento... Él que se había creído celoso, mira por donde el presidiario le abría perspectivas inesperadas.

Haciéndola brincar sobre él, empalándola hasta el útero cada vez que volvía a caer, Ernest le acariciaba el clítoris con la punta de los dedos. ¡Joder! Pensaba él, he acabado beneficiándome a toda la familia en una sola noche. Beau era el único al que no había dado por el culo, pero puede esperar y, de todos modos, no es mi tipo de belleza. Perdiendo toda contención, Laura vociferaba a tope; había intentado dominarse, pero no lo conseguía, la follaba tan bien, este cabrón; y la masturbaba al mismo tiempo; era la felicidad echa perfección.

—¿Qué opinas de este concierto en mamadita menor, eh? ¿Con esos pizicatos en el clítoris? ¡Es mi gran especialidad de chef!

Le tiroteaba las tetas, le manoseaba el botón y la hacía pegar brincos sobre él a ritmo de locura, lo que le hacían balancear sus enormes peras. Ella babeaba de felicidad y manifestaba esa felicidad cada vez más ruidosamente.

¡Dios mío! —se dijo de repente Ernest—, tengo que hacerle de todo, en el estado en que está, estará dispuesta a aceptar cualquier cosa; ¡es ahora o nunca! Alargó el pie y trajo hacia sí su caja de herramientas, se inclinó para abrirla, sin parar los saltos de Laura. Encontró enseguida lo que buscaba, un extraño utensilio formado por un grueso mango de goma del que colgaba un tubo del mismo material al que estaba colgado una pera lavativa.

Sujetando aquella cosa con una mano, levantó a Laura y desplazó su polla para metérsela por el ano.

—¡Ay, sí! Ernest... ¡ay, sí!... ¡ay, sí!

—Quiero conocer todo de ti, le dijo él galantemente, todos tus agujeros... todos tus recovecos.

—¡Oh! tienes razón... Beau me lo hace muchas veces por ahí ¿sabes? ¡Me encanta esto!

—Es mi gran especialidad. Durante siete años, no he parado. Todas y cada una de las noches...

—¿Con la enfermera de la cárcel?

Casi estalla en una risotada.

—Exacto, estaba loca por mí.

Laura se palpaba la aureola del culo, agarrándose a sus brazos; en cuanto sintió el glande ajustarse, se dejó caer con todo su peso y se empaló gimiendo de felicidad.

—¡Ay! La siento tan bien, la tengo en el trasero... ¡Ay! Cómo me gusta esto.

Se movía lentamente, de derecha a izquierda para sentirla mejor, metiéndosela bien hasta el fondo.

—Vas a ver ahora, con esa cosa que no se sabe qué es, vas a conocer la felicidad en estado de perfección. ¡No necesitarás nada más en la vida!

Un tanto inquieta de todos modos, se dejó meter el grueso mango flexible del invento ése, en la vagina. A Beau ya le había llegado a pasar de hacer uso de consoladores cuando quería llenarle todos los agujeros al mismo tiempo. (Bajo la cama, se le ocurrían ahora soluciones muy diferentes, con la participación de un invitado eventualmente.) Pero era la primera vez que veía uno con ese aspecto tan complicado.

—¿Es eso un consolador, Ernest? ¡Oh! eres aún peor que Beau ¿Es un consolador, verdad? ¡No soy tan ingenua como crees!

Se lo metió hasta el fondo del conejo y ella suspiró de gusto. Le encantaba sentirse atiborrada por los dos lados, que no quedase ningún hueco sin llenar en ella.

—A decir verdad no es exactamente un consolador... Es una herramienta de mi fabricación, —en la cárcel lo utilizaba para dar de si a los golfillos que tenían el agujero demasiado estrecho—. Ves prima, una vez dentro, se presiona la pera, ésta, así, y se hincha en el inferior.

—¡Oh, Dios mío!... lo siento crecer dentro de mí, tienes razón... como una pelotas... ¡Oh!, pero qué locura es esta cosa, es una locura total. ¡Ay, ay, ay!

Accionando la pera externa, le metió aire en la que tenía dentro. La vagina se dilataba, la abertura se abría hacia fuera bajo el empuje, que se volvía deforme, el clítoris se enderezaba como la cresta tiesa de un gallito.

Cuando ya estaba tan dilatada, hasta el nivel del paroxismo, Ernest volvió a hacerla pegar botes sobre él y, debido a la presión ejercida por la pera que le distendía las paredes de la vagina, tenía la sensación de dar por el culo a una virgen. Su ano se había encogido, tenía que forzarla para meterle el mango y además le hacía daño, en realidad. A decir verdad, le hacía daño a los dos y eso era lo que más le gustaba. Cuando finalmente se corrió dentro, Laura había tenido ya casi una decena de orgasmos encadenados los unos con los otros. Estaba tan blanda, tan seca como una bayeta recién escurrida. Agotados, todavía jadeantes, cubiertos de sudor, se fueron a derrumbar a la cama y se quedaron postrados un buen momento con los ojos pegados al techo.

—Nunca había conocido nada igual, admitió finalmente Laura. Incluso con Beau.

Ella bostezó lánguidamente. Se sentía increíblemente bien en su piel. Derrengada, machacada y reventada, incluso, pero con el cuerpo en paz. Sentía como el sueño le venía de puntillas, como cuando de niña pasaba por la tele Cleo para llevar los niños a la cama. No iba a tener que tomar somníferos para terminar la noche. Se estiró en los brazos delgados y peludos de su «primo»; se le hacía raro estar desnuda, con este hombre que no conocía la víspera.

—Tendrás que volver más a menudo a vernos ¿vale? —propuso ella—. Me harás más cositas de éstas... a escondidas de Beau.

—Vale, será nuestro secreto. No le diremos nada.

—¡Qué barbaridad! ¡Vaya manera de follarme! ¡Todavía no me lo creo! Al principio, creía que era un sueño de lo fuerte que era. Me tengo que ir a dormir ahora. Soy yo quien abre la farmacia mañana; mi empleada no viene hasta la tarde. Y por si acaso Beau vuelve, quizá solo ha salido a dar una vuelta por el jardín... No sería prudente que me quede contigo.

Se levantó, recogió el camisón y se lo colocó. Ernest la acompañó, ella le ofreció castamente los labios, en la puerta de la habitación, e intercambiaron un beso de enamorados que la hizo enrojecer aún más que todo lo que acababa de pasar.

—Volverás ¿verdad? ¿Me lo prometes?

—¡Te lo juro!

Ella se alejó despacio y de puntillas para no despertar a los niños.

—¡Laura! —la llamó en voz queda.

Ella se volvió, pidiéndole silencio con un dedo en los labios.

—Sácate las peras por fuera...y arremángate el camisón... te quiero ver el culo, te quiero ver todo... mientras te vas andando... me encanta ver las nalgas temblorosas de una mujer cuando anda.

—¡Cómo te pasas, tú también!

Con gesto travieso, le amenazó inquiriéndole con el dedo. Después le obedeció, dejó sus enormes peras al aire, se subió el picardías e inició el descenso por de las escaleras. Ernest se apostó en la barandilla para seguirla con la mirada. Le parecía divertido eso, de hacerla pasear con el culo al aire por la casa. Pasó por delante de la puerta de la habitación de los niños sin bajarse la camisola, y se quedó así hasta que la perdió de vista. Sólo entonces, ella se recolocó la prenda y Ernest, por su parte, entró en la habitación para reunirse con su primo. Sentado en la cama, tenía cara de pocos amigos.

—Ya sé lo que vas a decir —se adelantó Ernest—. En vez de cabrearte y de tratarme de traidor, deberías de estarme agradecido. Gracias a mí, tu burguesita, mañana estará reconcomida por los remordimientos y se habrá olvidado que eres tú el que empezó.

—Eres un buen hijo de puta de todos modos, querido primo.

—Confiesa que te lo has pasado en grande jugando a los mirones. Y después piensa un poco... Una mujer que tiene tales disposiciones, hay que considerarla como una zorra y compartirla con los amigos. Estoy seguro que te vas a divertir mucho más con ella ahora que ha probado otra polla.

No estaba muy mal razonado, y Beau, que se sabía avezado en materia de infamias, lo admitió de bastante buena gana, a pesar del mosqueo que tenía encima.

Tan sólo tenían que bajar los dos para terminar la noche con Bébé. La cogerían como un sándwich, a esa putilla. Una en la boca, otra en el culo ya que quería mantenerse virgen. La cosa era fabricarle algunos recuerdos que se pudiera llevar al internado, para cuando sólo le quedase algunas tortilleras que se ocupasen de sus tesoros.

Bien, pues terminamos. Esta es una historia que termina como un pez mordiéndose la cola, me diréis. Cola de pez, o cola de hombre, las historias tienen que terminar en un momento u otro ¿no? Aunque sólo sea para permitir que empiece la siguiente. Incluso si siempre es la misma que empieza con otra máscara distinta. Los libros guarros son como la vida misma: se piensa que se ha terminado cuando tan sólo acaba de empezar; nos imaginamos que empieza y en realidad ya ha terminado.

Epílogo
Algunas reflexiones sobre la pornografía

¿Cómo la inútil repetición del acto más monótono jamás inventada «para hacer niños» no iba a engendrar aburrimiento? Para escapar al aburrido estupor que se apodera de él ante tal extrema banalidad, el pornógrafo (todos somos pornógrafos cuando hacemos el amor) tiene que adornar y dramatizar. Introduce suspense y juega a meter miedo. La pornografía (en los libros y en la vida) es como un guiñol. Un guiñol para mayores. Un gran guiñol.

Pensad únicamente en los ritos que tenéis que respetar para «poseer» el objeto de vuestros sueños. (La mujer o el hombre que deseáis, que creéis desear.) Ritos maliciosos y burlescos en el que el mínimo detalle cuenta, sin los cuales todo puede fallar, caerse como un soufflé mal horneado y provocar la risa, lo que destruye el deseo. ¿Cómo se puede desear lo que divierte? En realidad, no hay nada más terriblemente «serio» que una «fantasía».

No vivimos nuestras fantasías impunemente y lo que es peor: no vivimos impunemente de las fantasías; para nosotros, los pornógrafos, nuestras fantasías son nuestro fondo de comercio, y ese comercio es deformante. A fuerza de entregarse a ello, nos volvemos lo que escribimos. A fuerza de entregarse, nos convertimos en lo que escribimos; nos volvemos «retorcidos». Todos los buenos pornógrafos que he conocido acaban un poco «zumbados». En cuanto se empieza a escribir libros guarros, nuestra vida empieza a cambiar también. Escribir pornografía convierte en pornógrafo al que lo hace, se quiera o no, como dicen las mentes privilegiadas, no hay humo sin fuego. Esas cosas feas que escribimos para excitar a nuestros semejantes causan una «suciedad» indeleble. El sexo, entonces, se disolverá en una confusión de palabras en donde lo posible se diluirá y se tornará imposible. A menos que se piense lo contrario y hagamos realidad lo imposible, vivir nuestros sueños; soñemos despiertos, entonces.

El pornógrafo se separa de su cuerpo; su cuerpo y su alma duermen en habitaciones separadas y tan sólo se vuelven a unir por medio de la palabra.

Potentes y letales son las palabras del pornógrafo. ¿Dónde fueron a parar? la palabra libre amorosa ha dejado de crecer. Cada palabra pronunciada al hacer el amor despierta el eco irónico de lo ya dicho, respeta y repite un pasado que reconstituye para escapársele. Una apuesta absurda.

Como todos nosotros, el pornógrafo está solo y su soledad se llama sexo.

Literatura y pornografía

¿Qué estupidez podemos contar sobre la pornografía? ¿Y sobre la literatura? ¿Por qué diablos deberían de estar a la greña y en permanente contradicción? ¿Por qué de un lado, la flor y nata de la literatura clasificada como «autores eróticos»; y del otro los «X»? ¿Acaso la literatura no podría nacer de la pornografía?, ¿o escapar de ella? ¿Transfigurarla sin traicionarla?

¿No es posible perseguir dos objetivos a la vez?, ¿admitir ambos escenarios? Desde hace quince años que me dedico a la pornografía, no he dejado de asombrarme. ¿No será más bien una cuestión de etiquetas? Como si el hábito hiciese al monje. ¿No bastaría con poner en la portada de un libro lo más horrible: «esto no es una mamada» –perdón: esto no es porno (es un verdadero libro erótico)– y asunto resuelto? Bromas aparte, cómo traspasar la invisible línea que separa un escrito pornográfico de un texto literario. ¿A partir de cuándo un texto se convierte en literario? ¿Bastaría con pulir las frases? ¿Se debería recoger velas, andarse por las ramas, rodear el «asunto»? ¿La complacencia tosca, la reiteración descriptiva maníaca que son propias de la escritura pornográfica están abocadas al exilio en la literatura? ¿No puede un pornógrafo escapar del infierno de los estantes de venta menor o de carnaza envuelta en papel celofán de los sex shops para entrar con pleno derecho en la biblioteca del hombre honesto, si no es con la condición de escribir libros «asexuados»?

¿Por qué diablos la pornografía tiene que ser el pariente pobre del libro? Si hay buenas novelas policíacas y buenos libros de ciencia ficción ¿Por qué no habría de haber buenos libros pornos?

¿Por qué la pornografía debería de ser dejada a escritores de segundo orden? ¿Desprovistos de talento? ¿Por qué colocarla en la basura de la literatura, reducirla a los sex shops?

Su producción cae, en general, en la banalidad del estilo literario, la pobreza inventiva. Se trata de productos de consumo fabricados con recetas (es decir con fichas, como lo cuenta de manera tan divertida Westlake en *Adios Sheherazade*), por escritores incapaces de escribir otra cosa. Los libros guarros suelen ser con demasiada frecuencia el refugio de los sin talento, de autores fallidos, agriados, con un profundo desprecio hacia sus lectores, realizando un trabajo que consideran deshonroso, con un fin estrictamente alimenticio y adoptando una postura de superioridad bastante cómica. «Hago esto, mientras tanto, esto es una basura, etc. pero lo suficientemente bueno para esos pobres pajilleros». Escriben novelas *kleenex* para tirar después de usar.

El modo de escribir que defiendo es lo contrario del estilo PORNO pero también lo contrario del ESTILO LITERARIO. Rechazo el barroco, cualquier sobrecarga expresionista, de segundo grado, rehuyo el humor, la broma soez que son también escapatorias. Cualquier metáfora está prohibida, los adjetivos son concretos, las descripciones meticulosas sin ser atenuadas; lo que deseo crear es un estilo transparente suprimiendo toda pantalla entre el lector, reducido al estado de mirón, y las escenas descritas.

En la medida de lo posible, el autor, a través de una especie de ascesis del estilo, tiene que BORRAR, hacerse invisible, no permitirse la más mínima coquetería que recuerde su presencia al lector, acercarse al máximo del grado cero del estilo literario propuesto por Roland Barthes para, de una parte, no molestar al mirón, y de la otra, suprimir lo que tan rápido se pasa de moda: el «estilo».

Hay que liberar la descripción del sexo de los excesos ridículos y letales de la «pornografía» de los sex shops o de los vídeos X y de los RODEOS utilizados por el erotismo de buen tono, su rechazo de mostrar el sexo tal y como se vive realmente para reemplazarlo por un sexo edulcorado y decorativo soluble en el estilo de escribir como el café en polvo, un sustitutivo del sexo cuya finalidad, más o menos confesada, es la de reemplazar la fantasía primaria en una FANTASMAGORIA de cuento de hadas.

De hecho, nos da miedo todo lo relacionado con el sexo. Es cierto que está presente en todas partes y que ya no se ve otra cosa; pero se trata de un sexo edulcorado, naturalizado, desnaturalizado, de un sexo sustitutivo, de latex. El verdadero sexo, con sus miserias, sus terrores, sus olores no siempre tentadores, sus ritos grotescos, el sexo tal y como se practica en la vida y no el de las bufonadas de los vídeos o el de las novelas para mujeres jóvenes «picantonas» o el de las que están de vuelta de orgías y que ya se contentan con los excesos verbales, ver el Grial en el que investigo.

¿Es acaso la pornografía la enfermedad del sexo? ¿Es la pornografía sexualmente transmisible como el SIDA o la rubéola? ¿Una vez que se ha probado la manera pornográfica de hacer el amor, que se ha tocado las cuerdas de la pornografía, se puede uno curar y VOLVER A SER NORMAL? ¿O estamos condenados a descender cada día más en los trasfondos del sexo? ¿Qué es, entonces, esta pornografía en la que nos regalamos el oído?

¿Y si hubiese dos pornografías» la que se cuelga en las paredes, la de los cines pornos, la de los sex shops, la de los tristes clubs de intercambios, la de las orgías de la red, la del sexo de consumo rápido de todo tipo. (Hola Querida, ¿tienes la tarjeta de crédito? ¿De qué quieres que hablemos?)

Y la otra. La verdadera. La pura. La molesta. La negra. ¿La pornografía del alma? ¿La enfermedad del sexo? ¿La enfermedad del alma? La enfermedad de la expresión escrita, en todo caso; la enfermedad de la literatura.

¿Y si se tratase de un actitud ante la vida? Sencillamente, como hacen los niños, haciendo como si. (Como si el sexo no fuera mortalmente aburrido, como si fuera verdaderamente tan apasionado como lo describen en el porno.) Pero reflexionemos ¿«hacer como si» no es también lo que se llama «literatura»? Una mejora de la vida, decía Bukowski cuando hablaba de ficción. La literatura no es vida; es decir, no es vida tal cual: es la vida «como si». Hacer de la literatura el sexo propio ¿y si fuera eso la pornografía?

Adornar la tediosa banalidad del sexo «glandular», sustituirlo por algo más divertido, más interesante. El fetichismo de las palabras. Soñar el sexo y vivir el sueño del sexo en el momento en el que se realiza; doblar el acto sexual en su representación y excitarse con esta imagen, con este simulacro que son los dobles (como diría Climent Rosset).

Poder alcanzar únicamente la presa a través de su sombra. Gimnasia extenuante. El pornógrafo es alguien que sueña despierto intentando arrastrarnos traidoramente hacia sus sueños.

Traidoramente, ya que la pornografía es un golpe bajo. Estos libros escritos dirigidos al sexo del lector son actos sexuales. ¿Pero el acto sexual no está ya repleto de ficción? ¿No es ya en sí mismo una ficción? En suma, ¿no sería la pornografía más que un pleonasmo?

¿Es la pornografía «vergonzosa»?

Para terminar, algunas palabras sobre LA VERGÜENZA. No me da ninguna vergüenza ser un pornógrafo; No considero que sea un oficio vergonzoso; y, por tanto, de alguna manera, como vivimos en una cultura judeocristiano, la VERGÜENZA es mi fondo de comercio. La vergüenza, como una zona sombría es frecuentemente utilizada en mis novelas como un elemento necesario para el PLACER SEXUAL.

Yo sostengo, en efecto que sin una brizna de vergüenza los divertimentos sexuales se convertirían rápidamente en tediosas volteretas de gimnasia colectiva del «sexo liberado», «liberar» el sexo es la última de las cosas a hacer. Nada me aburre más que las orgías duras, la orgía es para mí una forma de castración. Además de ser prodigiosamente aburrida, Aragon, *Le con d'Irène*, lo compara con la catedral de Chartres. Para confesarlo todo, diré que sin el temblor y la incomodidad de la «vergüenza», el sexo me parece tedioso.

En mis escritos (sobre todo en los primeros) las chicas tienen una propensión bastante acusada a enrojecer, a ruborizarse, a ponerse coloradas, a tener las manos humedecidas, están con el estómago en un nudo, el corazón les late desbocado, los ojos se les quedan en blanco, las piernas les flojean, balbucean, farfullan, gimen, lloriquean, etc. Me he curado un poco de estos defectos que giraban en torno a los modos. Encontramos menos cándidas jovencitas espabiladas en mis últimos pornos y más auténticas descaradas y viciosas cínicas. Es un signo de los tiempos: las Justine han dado paso a las Juliette.

En mi vida, la cosa no es diferente. Las devoradoras de sexo, las verdaderas folladoras que tanto aprecio y que tan liberadas quieren ser, no pueden, sin embargo, liberarse completamente de la «vergüenza». Han guardado justo lo que hace falta para hacer la cosa más divertida. Ya que es la vergüenza lo que las hace gozar cuando la animalidad pone en cuarentena todo vestigio de dignidad. Las chicas que no tienen algo de vergüenza al exhibirse, al ofrecerse, al adoptar determinadas posturas «feas» que dañan su imagen ¿no proporcionan de este modo un placer incompleto (exclusivamente físico)? Ellas mismas son las que quieren «jugar» conmigo (o mis iguales) para precisamente volver a encontrarse con los sentidos embotados que acompañaban sus primeras emociones. Con aquellas que nunca han sentido vergüenza, me cuesta enormemente «jugar». Para que siga siendo divertido, el sexo, por tanto, no debe privarse de la vergüenza. Y digo bien «divertido» ya que, por encima de cualquier cosa, se trata de jugar: Jugamos al sexo como algunos juegan a las cartas, jugamos al sexo como quien juega en un escenario interpretando un vodevil.

La noción de «juego sexual» (en los dos sentidos de la palabra: lúdico y comediante) es en efecto primordial. Se trata de divertirse (cómo lo hacen los niños) escenificando ficciones; y considerara a la mujer con quien jugamos, y que juega con nosotros (siendo a la vez «juguete» y «jugadora») como una efigie de sí misma, un simulacro vivo. Es decir, nunca llega a ser totalmente lo que es, ella juega a ser «otra cosa». Un juego peligroso ya que al mínimo paso en falso podemos caer en el ridículo.

¿En qué lugar me sitúo con respecto a la pornografía?

He escrito alrededor de un centenar de libros porno. Todos «de primer grado», en torno a los fantasmas que me son conocidos. Soy ante todo un mirón, las escenas que muestro al lector son, en consecuencia, descritas minuciosamente. No es extraño que dedique una página entera, inclusive más, a la descripción de un sexo de mujer (objeto de predilección de mis fantasías). Uno de los esquemas más frecuente es el que propone a uno o varios hombres mirando, las «exhibiciones» más o menos voluntarias, más o menos de mala fe, más o menos cínicas, de uno o varios personajes femeninos. El sexo de la mujer es el objeto de deseo. Se presenta al lector y es consumido por los protagonistas masculinos (que se detienen en los mínimos detalles, lo olfatean, lo masturban, lo lamen siempre muy lentamente, antes de pasar a la fase de penetración). Tengo conciencia de que es una visión bastante machista, sí es cierto.

Tengo una debilidad por los trabajos largos de aproximación en el que el diálogo tiene un papel predominante. Las palabras aparecen frecuentemente antes que los gestos. Sirven para «desmoralizar», para «contagiar» a la víctima. Se dice primero, y después se hace. Se dice lo que se quiere hacer, lo que se va a hacer, esas palabras ya son actos que actúan sobre la carnalidad de la ingenua. Pueden ser dichas por un hombre (un canalla, un socarrón), pero frecuentemente, es decir, lo más frecuente (fantasía que hago propia y bastante extendida) por otras mujeres. Las mujeres «malas», las chicas «viciosas» o «perversas», se dirigen a las falsas ingenuas, a las «beatas», a las hipócritas que se convertirán en sus juguetes. Se realizan lentos progresos en las peripecias sexuales: es el deseo, pero con todas sus frustraciones, lo que importa, más que la satisfacción de dicho deseo por naturaleza inexpresable y que se traduce en el plano escrito por una o dos frases únicamente descriptivas, nunca metafóricas. Sólo en contadas ocasiones, saldrán de mi pluma las «explosiones» o «los chorros de lava» recursos típicos del pornógrafo tradicional; sólo lo utilizo, de modo irónico, para relajar la tensión.

Lo que quería –sacar a la pornografía de esta encrucijada– ¿lo he conseguido de algún modo? No realmente, solo lo he conseguido parcialmente: un fracaso parcial. Ya que incluso esta pornografía «de calidad» que defiendo está en trances de vulgarizarse. Cualquiera ahora entre los «escritores reconocidos» se lanza a la «pornografía». Ya no nos da miedo la palabra. No citemos a nadie; escribir un porno se ha convertido incluso en una moda. Es una manera de presumir de mentalidad abierta.

Pero nos quedamos en la convención. Lo único que ha cambiado es el nombre, se ha rebautizado ahora con «pornografía» lo que antes se denominaba como «erotismo» con un nuevo envoltorio, pero que sigue siendo el mismo sucedáneo irrealista. El sexo sustituido por otra cosa que no es sexo, un güisqui guarro, sin alcohol, sin peligro, sin sabor que no procura ninguna borrachera. Esa es la razón por la que la mayoría de los libros eróticos actuales se me caen de las manos.

Para terminar: ¿en qué me diferencio con los otros pornógrafos? Me preguntan con frecuencia: quizá sea, antes que nada, en mi amor a la mujer. Y no sólo a su sexo, ese objeto mítico. A toda la mujer y nada más que a la mujer.